統合失調症の有為転変

中井 久夫

みすず書房

統合失調症の有為転変　目次

I

II

I

統合失調症の有為転変

統合失調症の長期経過は、誰にとってもそうそう示せるものではない。

三五年以上前のエピソードから始めよう。

一九七七年夏、カナダはブリティッシュ・コロンビア州バンクーバーで林宗義教授を大会長として世界精神保健大会（ＷＦＭＨ）が開かれた。私は、会場の外で、東京大学の臺《うてな》弘教授に呼びとめられた。当時は精神科闘争がなおたけなわであった。臺先生とは何と初対面である。そういう時代であった。

臺先生の「きみとはこういうところじゃなきゃ会えないのだね」で始まった対話はどちらも統合失調症について話すことがいっぱいあって、何時間もあっという間だった。

先生は最後に問われた、「きみ、分裂症《（ママ）》の長期予後を決める最大のものは何かね」。私は即座に「それは運です」と答えた。「運か」と臺先生はしばらく考え込まれた。私はどんな両親の間に生まれつくかなどをもっぱら考えていたわけではない。むしろ、私たちに宇宙線のように降り注ぐ偶然、ハプニングで、それをどうとらまえ、生かすかである。

何も患者に限ったことではない。考えてみれば、私たちの人生はハプニング抜きではありえない。配偶者をはじめ、友人との出会いからしてそうではないか。

先生は「彼らは運を生かすのが下手だからなあ」と答えられた。「皆が必ずしもそう思いませんし、私たち精神科医もその一端に関与していると思います」と私。「医者に会うのも運のうち」という。それである。

ところで私が思い浮かべたのは統合失調症患者で、患者にもセールスや株をやっている者が少なくなかった。当時はバブル的な時期であった。

*

ある青年はゴルフ会員権のセールスを始めた。私が少しためらいながらこのセールスを認めたのは、この青年は旧帝大に落ちて、名門私大に入ったが、卒業して入社の際に営業を熱望したにもかかわらず人事に回されてしまったことが発端であったからである。彼は鬱憤を人事のデータを漏らすことで晴らしたらしい。おそらく、ごく僅かなことであろうが、彼は重大な罪を犯したと思い、しかし、自分を責める代わりに、社長が気づいて監視しているといいだし、ついには家の真ん前から社長殿が望遠鏡で見ていると騒いで入院と相成った。

経過は順調で退院し、やがて図書館の本選びの仕事を見つけてきたが、あまり気乗りがしない様子であった。ある時、ゴルフ会員権のセールスマンの仕事が入ってきたと言った。私はここで考えた。真正面から「そりゃ危ないよ」と反対するのは控えようと。その結果、時には「不死なる意志」とポーの言葉を使って呼んでいる、何年すぎても、老年にはいってさえ、ある職業、身分になることばかりを考えている患者が稀には出来てしまう。私は、「何でも実験精神だ。実験に失敗はない。きみがセールスに失敗したら、きみはセールスに向かないというデータが出るわけで、実験は成功だ。取り返しがつくうちに結論を出そう」。一字一句このとおり言ったかどうかは覚えていないが、私は一般に生活再開をひとつの実験と捉え、この共同実験で私がモニター役を引き受けることにしていた。ふつうは「きみが三週間考えて気持ちが変わらなかったら始めるのはどうだろう」という方針なのだが、この時は募集期間の終わりが迫っていたから、すぐに始めることに賛成した。

最初はほとんど売れなかった。ここでお母さんが案内状の表書きを始めた。これはたいていの就職圧力よりもずっとよい効果を彼に与えたらしい。

どうもお母さんがこの形で息子に尽くすことが母親の心を、自分の育て方がよくなくて息子が病気になったと己を責める気持ちを少し和らげたらしい。そうかどうかはともかくお母さんはくたくたになるほど働いたようだ。驚いたことに彼の成績は上がりはじめた。シャイな好青年はいかにもプロらしいセールスマンのような人物に劣るとは限らない。ひょっとするとこの控え目な青年にセールスマンの適性が潜んでいたかもしれない。とにかく、彼は全社員中二位の成績を挙げた。ここで社長は成績優秀者をハワイ旅行に招いた。

ハワイのホテルで賭マージャンが始まった。四〇年以上前に十万円単位の金が行ったり来たりする。「これは俺たちの報酬を巻き上げる手段にちがいない」と彼は考えて「私はマージャンを知りません」で通し、帰国後すぐに辞表を出して、当時で一二〇〇万円の報酬を受け取った。会社は倒産し、彼以外に報酬を得た人はいなかったそうである。

父君は銀行員だった。アパートか何かに投資したときく。「もう、これで安心して病気できます」と彼はいった。

彼は、セールスマン適性が証明されたと思ったのであろう。宝石店に就職した。そこでも成績を挙げて京都支店長の候補になった。しかし、彼は私に「もうくたくたです」といい、結局、朝十時に起きて、近くの喫茶店でコーヒーを飲みながら新聞を読む優雅な生活を始めた。私はここで名古屋市大に転勤するのだが、彼はちゃんと調べて東京医科歯科大学精神科への紹介状を求めた。

賭マージャンにその意図を読み取ることなど、さすがの勘ぐりである。あまり話ができすぎているので、お母さんに「会社を作るとか何とかうわごとをいいませんでしたか」と尋ねると一時はそう口走っていたとのことであった。それが自然におさまったので、私はかえって安心した。その後は調べていないが、優雅な若年寄りを演じてくれていたらと思う。和服の似合う青年であった。

こういう場合は実は私も実験を自分に課しているのである。私の狙いは必ずしも彼がセールスマンになることを目標にしたわけではない。彼がセールスマンには自分は向いていないという結論を出してもよいのである。その場合は自己認識もさることながら、何よりもまず「気がすむ」ことを第一の目標にする。

「気がすむ」とはどういうことか。私は周囲の精神科医に「気を済ませる」方法を語ったことはないつもりである。実は私はあきらめのよくないほうである。ただ無理押しはしない。その結果、患者に医学部を受験して通ってしまった人が何人かいる。しかし、医者にはならなかったが、思わぬ学問領域で稀にみる才能を発揮しているらしい人もいる。それでも、医者になるのは見果てぬ夢らしいのだが――。

＊

こういうケースもある。

自動車会社の工員であって、そこの精神保健の顧問医からの紹介である。急性妄想があったと思うが、もはや本人も私も記憶していない。とにかく二、三カ月で退院するところまで持っていった。彼は職場に復帰した。そこでの提案箱への彼の投書がただごとではない。年に何百という数である。現場の工程を知っていたから、現実的な提案もあったのであろう、会社から銀賞を何度かもらった。二、三年たっていただろうか、三十に近づいていた彼は結婚しようと思い立った。そのころ、区役所には結婚したい人がカードを入れておく箱があった。その中から一枚を選んだ。結婚話は急速に進んだ。

しかし、式の当日、出席の叔父さんを殴ってしまった。

彼は夕方、私の働いている病院に送られてきた。花嫁がまず私に面会を求めて、問うた。「これは病気ですか、それとも……」「病気ですね」「病気でないなら私は去りますが、病気なら私はこの人のところに残ります。私はみなしごなのです」（彼女は「治りますか」とは聞かなかった）。私は、彼に彼女の意向を伝え、ついでに叔父さん殴打問題について話し合った。私の提案は「きみ、しばらくこの病院に隠れていないか、今出るのはまずいぜ。人のうわさも七十五日。たぶん、もっと短くてよかろう」。彼女はよく面会にきた。私はこの女性に見込まれた彼は運がいいと思った。その後の精神医学的経過はその自動車会社の診療所にゆだねた。私が知っているのは、年賀状が毎年来るからである。会社もつとめあげ、定年を迎えて孫もいるということも知っている。二〇一一年の今も来ている。もう道で会っても気づくまい。

＊

次は東京の精神科教授から紹介されたケースである。

技術社員の夫人である。結婚して川べりのマンションに住んでいた。その間は何ともなかった。ところが、同じ市内の丘の上に家を建てて二人で移ってから、見られているといいだして、パニッキーになった。何が変わったのか聴くと、夫は末っ子で新築の家に妻を亡くしたばかりの舅が同居しだしたという。

ははあと私は思った。兄姉たちは、子育てに忙しくて、配偶者を亡くした、定年をすぎたばかりの父親には子のいなくて暇な末っ子の家庭が適任だと考えたのであろう。何よりも先ず負担がなくて済む。しかし、舅の年を聞けば五十歳代。まだまだ男臭い。そこに、阪神間のおじょうさん学校を出たばかりの「おじょうさん奥さん」が独りいるという構図はよくなかろう。この要素をまず動かすという「実験」をしてみようと私は考えた。

こういう時の医師は権威を以て臨むしかない。小姑たちを集めて「私がお引き受けする条件は、お舅さんをみなさんで交替でもしてずっと預かってくださることです。それが治るか治らないかの分かれ目です」。兄姉たちはとにかく承諾した。

私は実家に往診をした。彼女は怒りに震えていた。私には不動明王さながら背後にめらめらと焔が揚がっているのがみえる思いであった。ほんとうは何を怒っていたのか、今もわかっていない。しかし、ふっと私と眼があった時、彼女はすっと怒りを収め、やがて私のハロペリドールの注射を受け入れた。ほとんど言葉を交わさなかったと思う。紹介者の力か、私の中の何かか。古風な小ぢんまりした家で萩の花が石垣からこぼれていたのを覚えている。

私のデザインは、まず、夫婦の間を固めることであった。私は、夫に妻の家に泊まってそこから会社に通ってくれといった。これは当面は相当の負担で、第一、遠距離である。いちど、彼は手紙で弱音を吐いてきた。私はすぐ返事を出した。

次は、私が無理をしない医者であることを皆に証明してみせることである。一般に私は無理をしない医者であることを家族になるべく早く納得させるようにしている。一週間後であったか、お母さんにお願いして、丘の上の家に一緒に行ってもらった。本人が「入らないといったらそのまま帰ってきて下さい、入るといっても一時間が限度」と私は言った。この辺はもっぱら夫君と母君とに動いてもらった。今、いろいろな例を思い出す時、家族がこのように治療に参画したケースがもっともやわらかな治り方をするようだ。

このように、すこしずつ、すこしずつ家に慣れて、最後に夫婦で戻るようになるまで三カ月はかかったか。

実をいうと、以来三〇余年、時々、彼女には「始まったと同じ状態」が再来してきた。彼女は電話をよこす。私はハロペリドールがあるねと確かめ、一錠服用して、翌朝電話で眠れたかどうかを知らせてくれという。父母も世を去って、二人のあいだにその後初めて授かった一女ももはや未成年ではない。彼女は今も半錠のハロペリドールを「保険」といって時々のんでいる。「一人の人間がたくさんいるようにみえる時」がその時の特徴である。今も毎秋、土地の農産物を一箱送ってきて、元気である印とみてくれとのことである。

＊

私はかつて「世に棲む患者」で、医師の知らない患者の行動圏を記述した。他方、患者は医者以上に医者を観察している。内容は患者の大秘密である。患者同士の話は精神科医のゴシップでいっぱいである。医者の家族構成、くせ、趣味、困りごと、患者が特定の医師と接する時に用心しなければならない注意点は、いったん患者の情報ネットワークにはいると半永久的に残ることである。私の患者は「絵を画くと退院が近くなる」というジンクスを持っているそうである。

私が東京の精神科病院を辞めて名古屋に移ったのは一九七四年であるが、私が診ていた患者で今入院しているのが二〇一〇年現在も四人いて、話題はもっぱら私のあれこれの噂で盛り上っているそうである。

私のアダナはカメであるらしい。ドアをカギの音をさせずに開けてその隙間から首をのばし、ドアのすぐ向こうには誰も立っていないことをたしかめるかららしい。カメが首を出すのに似ているわけだろう。

人生の相当部分を託してしまった医師が精密な観察の対象になるのは不思議ではなかろう。病院、医院、医師、ナースなどだけではない。病院のさまざまな施設や職員、近くの喫茶店や書店、駅の内外、患者が知っている交際網、医師や友人の家のありか、おたがいの家庭の情報の交換――こういうものが全体として一つのネットワークになっている。

＊

患者の士気と自尊心とを維持する上で重要と思うことを述べる。私の精神科医としての営みは、何よりもまず患者の士気と自尊心を維持することに充ててきた。私は、これが長期経過を大きく左右すると思っている。それは最近出た、水島広子『トラウマの現実に向き合う――ジャッジメントを手放すということ』（岩崎学術出版社、二〇一〇年）を途中まで読んで自分のしてきたことはこれかと思った。私なりに言葉を曲げているところがあれば水島さんには許していただこう。

水島さんはいう。「私たちは医学の専門家であって人間の専門家ではない」。私は、できるかぎり身体診察を行っている。これは「私は医師である」ということを実際に示すことである。でないと、昔の患者が言っていたように「白衣の暴力団」「魔術師的な何者か」と思われてもしかたがない。まず脈が下がって六〇〜七〇／分になってから問診に移る。

＊

患者のパワーを削ぐものはまず「ジャッジメント」であり、パワーを与えるものは「アセスメント」である。

これは文字どおりである。私は診断をしないわけではないが、「診断は治療のための仮説である」と告げるように心掛けてきた。また、誤解を解くために、統合失調症のラベルを恐れている患者には「そうならないように努力する」といい、「統合失調症とは無関係な健康な部分がたくさんある」ともいう。実際、ベテランほど診断を保留する傾向は世界的であって、日本がそうでないのは健康保険制度が初診での診断を要求しているという国内事情がある。

藤原一枝という脳外科医は、精神科のラベリングを念頭に置きつつ、追跡してどこかで解除するべきなのに終生のラベルにしているのは職務怠慢であるという。もっともな話である。

終生である障碍年金の問題もあって、むつかしいところもあるが、その代わり、私は二つの点は告げるのを忘れないようにしている。すなわち、まず、治るということは病気の前に戻ることではないということ。その時がきらびやかな時であったとしても、病気の芽がある状態と考えられる。治療の目標は、たとえ多少見栄えがしなくてももう少し安定した状態に落ちつくことである。実際、「病気の直前は苦しかった」「あそこには戻りたくない」という返事をきかれることが少なくない。患者の家族には「予後は本人とご家族と医者の三者の呼吸があうかどうかで大きく違うと思っています。よろしくお願いします」と必ずいう。そして、まず睡眠についての教育を行い、眠れなければ明日、よく眠れたら起こさなくてもよいから明後日に連絡を下さいという。

本人には、「人生にはいくつかのヤマ場があるけれど、今は一生のうちに何度もない大事な時期です。特に最初の三、四週間ですね」と告げる。これらはすべてアセスメント（今の程度と今後の成り行きについて語ること）である。

実際、失調後四八時間以内に治療が行われた患者の予後は格段によい。おそらく、生理的根拠があってのことであろうが、それに該当すれば、そのように話しておく。

こういうことはその都度告げる。たとえば、何か新しいことをするという患者の提案には、三週間たっても気持ちがかわらなければいっしょに考えましょうという。患者の座談会によれば、ある時期には疲れが翌々日に出るので理解されにくい場合があるという。これは老人と同じである（整形外科たちの談話）。これも話しておくことが多い。

精神科の診断学については、アメリカ精神医学会（ＡＰＡ）が二〇〇二年に出版した論文集*DSM: A Dilemma*（邦訳なし）の序文で、ＤＳＭのカテゴリーについて触れている。二つのカテゴリーの間に空白部分がなく、連続であると述べ、ＤＳＭを用いて行った研究でも特に遺伝研究と画像診断学にみられるという。どこにも切れ目がないということは、ＤＳＭを構成するカテゴリーが（十七世紀中葉にシドナムが抽出した）疾患実体 disease entity ではないということだ。実際、私の頭の中にある私なりの疾患カテゴリーは、エッシャーの版画をもっと複雑にしたような一種のマップで、全疾患が一枚の図面である。

私は経過をグラフに描いてきた。時には頭の中に描いて済ますこともあるが、時にはコピーを家族に差し上げることもあった。これは特に父親に喜ばれた。グラフの意味は長くなるので別の機会に述べたいが、グラフはもっとも精密なアセスメント・ツールである。

アセスメントは、まず、白か黒かではない。面接の時に必ず「（症状なら症状が）あなたの生活を何パーセントぐらい邪魔していますか」と問う。この問いで答えに困る人には意外にもほとんど出くわさない。ためらうなら「頭に浮かんだ数字を言って下さい」という。これは戦前に出た『裁判の書』で、量刑に際しては無念無想になってふっと浮かんだ数字を採用するとあったのを参考にした。もっと客観的に判決を決めようという有力な試みが成功したとは聞いていない。

臺氏の回復の目安ももっと注目されてよい。①乱数発生法。乱数を発生させる能力は「こころのゆとり」に大きく関連しているらしい。これは日本大学の井村恒郎グループが開発した方法で、統合失調症に限らず、山岳遭難など多くの人に状況に応じて起こる。②物差し落下テスト。これは物差しを利き手の親指と人差指に挟んでふっと指を開き、ついで落下する物差しをつまむまでに、何センチ落下したかをみる。タイミングの読みと器用さにもかかわるが、できる患者には進歩が数値ですぐ出る。③樹木テスト。これは樹木を描いて、主に幹の上端が開き放しである点に注目するのである。これは外部と内部の区別がついているかどうかをみるもので、早く山中康裕氏が「メビウス現象」と呼んだものである。他にもう一つ付け加わっているが、私はやってみたことがない。これらはバリントの「現実吟味の諸段階」と関連しているようにみえる。

臺先生の確信と庇護的姿勢とが治療中の実践しておられる写真から汲み取れる。先生はいかにも老練で優雅なドクターである。そういう個人的要素も無視できないと思う。

一般に多くの方法で他の医師や心理士の同席は特に教育施設では避けがたい。私は、陪席者に薬を調べて副作用を聞くことをはじめ、何かと相談や質問を持ちかけて、全体が一つのチームとして働いているのがみえるようにする。そして、処方箋は、手渡しで「効くといいね」「効きますように」「効き具合を教えてね」「苦情は必ず言ってね」と言い添えるのがよい。これは処方の欠かせない一部である。

水島さんの提言に戻れば、患者のパワーを弱くするのは、周囲からのコントロールであり、強くするのは自己コントロールである。これはその通りだと思う。「指導」（他者によるコントロール）を一つするたびに、患者が何をしたいかしたくないかの情報を一つ失う。自己コントロールの大きいのは、言語よりも格段に絵画療法である。それは、大きく患者の自己コントロールの場である。したがって、絵を添え木にして言語が成長する。そして絵はストーリーを生み、比喩《メタファー》を呼び出す。実際、絵は、数年、十数年を経ても、患者が絵を克明に記憶しているぐらい、迫る力が強い。そして、絵をきっかけに再生した言語表現は実に卓抜で、これを social poetry と呼ぶ人もいるくらいである。これは社交の詩と訳されているが、socius の原義であるラテン語の「仲間」の意味（仲間うちの詩）であるまいか。

＊

そもそも、私が最初に精神科病院に接したのは、当時の制度で「医療にかんする実地研修生」（インターン）として、大阪府立中宮病院（今は、大阪府立精神医療センター）においてである。ここは大阪の松沢病院に相当する。一九五九年のことであった。

「男子病棟では静かであった。何かの日程でたまたまであろうが、患者は廊下にぎっしり立っていた。しかし、静かであるだけでなく、その中をゆくと、海藻の林を歩くように、人々はゆらめいて、決して私たちの体に触れることはなかった。そこが大阪駅の雑踏と大違いであった。患者は精密に他の人間との距離を計っている。女子病棟では少し違った。案内の女性医師は、男子とは違って、女性はどうも嫉妬などの感情が残るといった。実際、美智子さまであるとして皇太子に手紙を書いている女性がいた。（中略）しかし、病院を出て帰りの電車に乗ると、乗客の多くはくたびれて放心し、居眠りする人も多かったにもかかわらず、その顔に現れた欲望はぎらついて私はこの〝正常人たち〟から思わず眼をそらした」（『日本の医者』）。

これが私と患者との最初の出会いである。私は今も、患者がとる絶妙な距離感に感じ入っている。もう一つは、ふつうの人間の顔に刻印されている欲望のぎらつきである。

インターン中には私立精神科病院にも見学に行った。小学校の室内運動場を思わせる建物が病棟であった。バスケットボールのコートを思わせた。患者は百人前後だったか。床は六畳ほどの区画に低い仕切りで囲まれ、畳敷であった。区画の間は縦横の通路であった。当時の国内航路の三等船室そのままである。違いは、ボールをシュートする位置が突出していて、これが監視台であって男子看護師が一人ずつ立っていることであった。この形の病室は関西特有であると後に知った。誰かの欧米留学先にたまたまあった形式であろう。

＊

現在の私立精神科病院とは隔世の感がある。病院の環境が及ぼす影響は計測しがたいが、青木省三の『時代が締め出すこころ――精神科外来から見えること』（岩波書店、二〇一一年）に激烈な話がある。ある大学病院で私立精神科病院に体験入院をさせられた新人研修医の話である、彼が研修医であることは院長以外には知らされていなかった。初日から患者たちが寄ってきて、身の上話などを聴く。数日のうちに力がなくなりぐったりしてきて、けっきょく、その人は精神科医になることをやめたという話である。

似た話は私も耳にしたことがあって、そのバージョンでは、耐えられなくなって、俺は実は精神科医だ、かくかくの理由で体験入院をしているのだといったところ、これはひどい妄想だと隔離室に入れられ、けっきょく院長が帰ってきて救われたが、「うつ病」になってしまったという。

人間はジンバルドの実験が証明しているように、数日で、実験応募者が役割人間にやすやすとなってしまい、後遺症は長く尾を引く。

これはキャンパスに刑務所そっくりの建物をつくり、学生ボランティアを二群に分けて、看守役と服役者としたものである。二日とたたない間に看守役はいばり出し、服役者はぺこぺこし出した。本物の神父が実際の刑務所のとおりにいて、この事実を父兄に訴え、さすが実験屋のジンバルドもついに折れたが、それぞれ身についた態度は長く残ったそうである。

いや人間だけではない。動物小屋が新築されたら、古い建物で効いていた実験物質が他の条件は同じなのに効かなくなったとか、サルに覚醒剤を注射する際に頭を撫でてしまうと効果が現れなくなったなど、コントロールされていなかった因子によって実験結果が左右されることが多い。統合失調症のような鋭敏な患者の中で何が起こっているかわからないところがまだまだ多くあるだろう。居住環境の改善はきわめて重要である。エスキロールは精神科病院を最大の治療用具といっている。

また、私は、自然に経過して医療の手を経ずに治癒し、社会的任務を果たしている人と、何人も出会っている。私が大学で教わった三十数人の教授のうち、体験記を残しておられる一人と公言しておられる一人とを含めて、三人ないし四人は統合失調症を経過している可能性が高い。いや、病識というものは維持しにくいものであるから、ひょっとしたら私を含めて、ずっと多くのパーセントの人々が気づかぬうちに統合失調症を経過しているかもしれないのである。

過去の病いは、しばしば、暗いトンネルを通りすぎてきた感じだ、あのころはおかしかった、なんだかＳＦの世界みたいなところだったという表現をとる。治るとは、前よりも、たとえ見栄えはしなくても、安定した状態に近づくことであると私は患者に語る。そして、「病い抜け」という表現を使って「治る」という表現をあまりつかわないのは、「治る」が病いとの最後の橋を切り落としたような感覚があるからでもあり、また発病前に戻るという含みを持つからでもある。「治った」というのは、ずっと後になってから気づくことだと患者はいう。それが自然なのであろう。薬物で維持する「治癒」もあり、その場合には薬物を私は「保険をかけている」といっている。病気とそうでない状態とは必ずしも一線が引けるとは限らない。私は統合失調症を治癒しにくい病気ではなく、治癒を妨げる要因が多い病気だと思っている。

身体的要因の中で印象的なのを、各一つずつ経験した。リューマチズムと統合失調症および認知症とが負の相関をしている鮮やかな例である。前者は統合失調症が臨床上治癒し、後者ではリューマチズムが臨床上治癒した。ひょっとすると免疫が関係しているのかもしれない。単純性ヘルペスのような潜伏感染しているウイルスもあやしい。多くの人は急性発症して再発をくり返しつつ次第に「水準低下」を起こすという現在の統合失調症モデルは、精神科病院と外来とをくり返し往復しつつ歳月を経るのが普通だった一時期から得られたものであろうと私は思う。このモデルに不足しているのは希望である。

（二〇一一年）

統合失調症の経過における治療者・患者間の最小限の情報交換

1　はじめに

「俺（私）に任せておけ」というパターナリズムの去った今、それに対応する問診と治療の見直しが必要である。

2　初　診

急性期の初診患者には、訴えを聴き、身体診察を行い、精神症状に対応する身体症状の有無をきく。幻聴に頭痛、妄想には胃痛など。「ないのは不思議だね」と首をかしげる。「これは私の性格です」と言えば「生まれてからか?」と疑問を呈し、「生活の邪魔になるようになったのはいつごろか」をきく。睡眠障害と便秘との始まりに一致することが少なくない。その直前に何があったかを問うて、まず「今があなたの生涯に何度もない重要な時期だと私は判断する」と「危機の告知」を行う。

「生きる邪魔になっている主なものは治療できる。少なくとも今より悪くならないように努力したい」と述べる。まず病名は「治療のための仮説」だと述べる。初診で統合失調症という条件を満たすことは少ない。「統合失調症か」と問われれば「そのリスクはあるがそうならないように努力したい」と答えたことが多い。予後は、家族を呼び「ご本人、ご家族、治療者の三者の呼吸が合うかどうかで大きく変わる」と言う。家族はたいてい大きく頷く。最大の協力は「苦情を言うこと」であると説明する。患者が服薬していないのに嘘を言うと医者は量不足と思って増量することを例として挙げることが多い。この「信頼性のギャップ」があれば「治るものも治らない」と言う。

3　入院と外来初診

ここでもっとも重要な決断は外来治療か入院治療か経過観察かである。入院待機期間は最小限であることが望ましい。失調後四八時間以内に治療を開始した者の予後は格段によい。入院に際しては外来医が患者と連れ立って病棟までゆき「私たちの病院に入院治療を決断された誰それさんです。よろしくお願いします」と患者を師長、看護師に紹介する。この重要さは何ごとにも勝る。当日は後にもう一回面接し、最初の服薬には立ち会うのがよい。

外来治療の際は次回の来院を「今晩よく眠れたら翌々日、眠れなかったら翌日」に設定する。初処方は「最低量だから効いたらきみの病いはうんと軽く、効かなくとも量を増やすゆとりが十分あり、別の有力候補薬もまだまだある」と告げ、最後に「効きますように」と軽く祈る。薬局から取って来てもらって初回は眼の前で服んでもらうこともやる。

4　急性期を過ごす

急性期に際しては言語は意味よりも音調、語調の伝達性が高い。唇を微かに動かすほどの小声で耳元に囁く。音が大きく響くので扉の開閉、鍵の回転音にも注意。まず身体診察を行う。これは「医師であること」の端的な証明である。患者にとっては自己身体への再注目の契機でもある。次に急性期の reassurance を行う。とぎれとぎれな言葉の中にも同じ生き物としての交感がありうる。「うーん」「そうかもしれないがそうでないかもしれない」「不思議だなあ」という合いの手を次第に加え、最後に「だがすべてはいっときだよ」「きみは到底そう思えないかもしれないけれども、ほんとうは大丈夫だ」という。告げることができなければ心の中でそう呟く。それがこちらの表情を微かに変えて何かを伝達することを期待する。急性錯乱の中にも「素の時間」（樽味伸）が一瞬訪れる。それは無垢なコミュニカティヴな瞬間である。

なお、隔離室には二人連れで訪れるのがよい、少なくとも最初は——。なお隔離室は二つのドアがあるとさらによい。行き止まりだと人生の終着駅とみえてしまいかねない。

5　隔離室を出る

まず一般病棟を多少けなす。一般病棟のほうがしんどいこともあるよとその不便不自由さを語っておく。隔離室の静かさと守りのかたさにも触れる。隔離室にいたことによる患者の自己評価の低下を多少とも修復したい。

6　急性期の幻覚妄想

極期には幻覚妄想は言語化できず、大海の激浪の飛沫のような断片的な叫びとなる。言語による因果律とカテゴリーを使用する幻覚妄想のまとまった語りはむしろ極期が過ぎた徴候である。「ふうん」「不思議だね」などの合いの手を入れつつまず傾聴するが、面接で患者が語らなければとりあげない。欠落や矛盾の指摘は反治療的である。欠落と矛盾はあるうちが花なのだ。「そうとも考えられるがそうでないとも考えられる、あー、うー」とこちらが苦しむほうがよい。患者は他患者の幻覚妄想ならば否定し嘲笑できる。つねに面接の焦点を生活の健康部分に置く。いかにそれに時間を費やそうとも病的体験に重点を置かない。われわれは患者の自己同一性が病的体験中心にならないよう心しなければならない。「幻聴を聴く人」が自己規定の第一になっている人に時々出会う。「何々は何々である」という相手の命題を「もし何々が何々ならば、それは何々だね」といちいち言いなおすこと、一般に陳述「もし、そうなら、こうなるね」(if so, then) という仮定文に変換することは役に立つ。後者にはたとえば「たいへんだね」という情をまぎれこませられる。ここに徐々に妄想と距離ができ、その比重が下がる糸口がある。妄想は患者が話さなければ話題にしない。われわれの焦点は幻覚妄想ではなく、幻覚妄想を持つ人の苦悩である。

7　幻覚妄想の消褪と臨界期

「臨界期」とは反復的な急性期の「状態」から回復という逐次的な「過程」に移る移行期である。緊張型にしか認められないといわれることが多い理由は、第一に、緊張型ではせいぜい数カ月だが妄想型と破瓜型では一年以上にわたり、精神科医のほうが転勤してしまうからかもしれない。第二に、それは急性期に信頼関係を成立していることが前提である。でなければ教えてくれない。第三に、妄想型では多彩で関連性が発見しにくく、また前進の後には「揺り戻し」すなわち前進を取り消す反作用が見られる。破瓜型では一見些少な事件のバラバラなシリーズである。また一般に、ものはその気にならないとみれどもみえずである。ここで回復という過程を輪郭だけでも患者に向かってスケッチしてみせることが重要である。臨界期の有るなしをグラフ抜きで論じるのはちょっと待ってほしい。精神科医はグラフ用紙をもっと用いてほしい。私でももっともっと患者・家族にさしあげるべきだった。

8　回復の粗書き

回復とは特異症状が消失し非特異症状が正常値に近づくことである。ここではまず観察である。皮膚の艶、髪の生気の蘇り、表情の回復、言語の抑揚、語りのまとまりなどの末梢的なことから回復は始まる。このことが大切なのであろう。回復はひっそりと始まるものらしい。でないと心の生ぶ毛のようなデリケートなものがよみがえりにくいのかもしれない。

ここでマイナーな身体症状が出没する。悪夢、発熱、下痢、血圧、眼圧上昇、無月経、円形脱毛症、薬物副作用の唐突な出現などである。看護日誌を生かしつつ、グラフに描いてみると、意味のあるパターンが見えてくる。身体症状はその出没と精神状態のモードの変化や、症状交代、症状出現／消失とがみごとに関連する。そして事件との関連性が次第にはっきりしてくる。

この時期の患者は言葉少なである。だから絵画の出番である。断る権利のあることを告げておけば絵画は一般に安全である。何度も書いたので詳細は省くが、最小限、樹木画（彩色が望ましい）と色彩分割（空間を自由に仕切ってもらって、それぞれの部分に自由な色を塗ってもらう）がよかろう。制作途中は関与的に観察し、完成すれば前にかざして一緒に眺め、「できたね」と達成を評価する。これを臨界期から回復初期にはほぼ毎回行う。めまぐるしい変化はこちらの気乗りを高める。絵画は四〇～五〇枚前後で終わるのがふつうである。

インターネットには「自分たちも気づいていた。記録しなかったのが残念」という意味の書き込みがあるから、みておられる方は多かったと思われる。ただ、ナースが医師とよく話をする病院だったとふり返って思う。臨床心理室も医師と心理士と心理士の実習生たちの溜り場になっていた。

9　臨界期の中で

臨界期から回復初期にかけては、羽化する時の昆虫のような初々しさといたいたしさがある。その特徴の第一は身体の変化が覚醒意識にのぼることである。第二は独特の孤独感である。特異症状が弱まれば医療者の足は遠のきがちである。回復の報酬がにわかな面接回数減少であっては寂しすぎる。面接の回数を減らすのはせめて二週間遅らせてほしい。これは妄想的孤独と断然違い、社会が遠くに見える人間的孤独であって、治療の鍵的時期である。

病いとの別れにも一抹のさびしさがあってふしぎではない。また、幻覚妄想の消失は再来の不安を生む。これらを汲むべきである。ここでもていねいな身体診察の出番である。脳神経の圧痛点を軽く押すことが多かった。

患者はしばしば、臨界期の諸症状を重大な病気だと思い、永遠に続くと思う。副作用すら取り返しがつかないと思う。臨界期は実際エンジンの再始動期にたとえられる。私はよく「エンジンがかかりはじめた」と語った。

この時期の少し前、まず「もし幻の声なり何なりが消えたら寂しくはないか」と執拗にきき、駄目を押し、「大丈夫です」「ほんとうかい、淋しいぜ」「消えてもほんとうに大丈夫なんだね」「大丈夫です」「ほんとうにほんとうかね」と私はしつこい。この辺が芝居がかっているといわれるところだろう。患者が強く断定すれば最後に「それならひょっとすると消えるかもしれない」と言う。しかし、「置いてゆかれる幻の声がさびしがってきみを呼び戻しにかかるかもしれないよ」と言っておく。また、幻覚妄想が夢に入らないのを不思議とし、「夢に入ったらすぐ教えてほしい」と言っておき、入ったときけば、昼間ではどうか？　と問うとまずその力が格段に弱まっているのに患者は驚き、自分で納得する。

10　あせりとゆとり

回復期には「あせり」と「ゆとり」の潮の満ち引きがあることも予告しておく。そしてこの両者を意識し表現できるようになったら、「今、あせりは何パーセント？　ゆとりは？」と問う。「頭にふっと浮かんだ数字を言ってみたまえ」とも。二者択一から相対化に向かう動きの一環である。

この時期の感触を問うのに、向かい風か追い風かということばを使ってみるのもよい。「リーワード」「ウィンドワード」と言ってみることもあった。わかりやすく美しい英語だと私は思う。

11　睡眠・排便・疲労感

なお、面接は脈の測定で始め、60～70／分になってから話に入るのがよい。私のほうも脈をとると傾聴の姿勢に入りやすくなる。睡眠と便通と疲労感については具体的に問う。患者はこれまで、この三つにはさんざん悩んできたはずだ。

私は睡眠を実用的に数段階にわける。（1）全く眠れない、（2）眠ろうとするがすぐさめてしまう、（3）眠れるみたいだが眠った気がしない、（4）いくらねてもねたりない、（5）熟睡できる。ここまで来れば眠れることは当然として、重点は熟睡感、めざめ心地、睡眠持続感に移る。その表現がいかにも実感をこめたものになるのが次の段階である。睡眠学の基本を患者に話すのはよい患者教育である。しかし、夢内容は患者の語りを聴くにとどめる。重要なのは内容よりも夢作業の開始それ自体である。これは治療の重要な協力者である。

便も重要である。それは緊張の指標であり、多くの患者は便秘である。回数、心地とともに質を問う。「土管」か「兎のうんこ」か「バナナ」か「軟便」「便秘と下痢の交代」「水みたい」かと。頑固な便秘には医師自ら摘便に関与してもよい。全体として軽い軟便で維持するのがコツである。孤独な行為である水中毒の予防に多少はならないだろうか。

12　幻覚妄想

幻覚妄想を聴くには、「不思議だね」「ほう」「ふーん、私の経験していないことだなあ」という類の合いの手が重要である。言いっぱなし聞きっぱなしでよい。結論を急ぐのは患者の習慣である。そして人間は因果関係をつけたがる動物なのだ。

幻覚のうちもっとも多い幻聴は、（1）初期段階でざわめきとも無数のつぶやきとも何かのひしめきともとれぬ状態、（2）極期の世界全体が叫びだしたような状態、（3）自由連想の続く段階、（4）次第にせいぜい一、二語から数語に収斂する段階、（5）その内容が穏やかになり、回数が間遠になる段階に私は分けているが、（1）から（3）までの幻聴は幻聴だけの治療がやりにくいと私は思う。幻聴がある独立性を持つのは（4）（5）である。まず好発時刻とおおよその持続時間と終わり方と好発状況をきく。雑踏や車中から出れば消える幻聴、入浴などリラックスの際の幻聴は良性である。持続性だという場合には森田のいう「精神交互作用」が働いているので、手持ち無沙汰な場と時を変えることである。歌唱、謡曲をうたう間、疾走中などは幻聴が止まるらしい。大声の独語、突然の突進などは自前の対処法かもしれない。

幻聴は視覚に転換して好みの色や嫌いな色をきくのも一法である。「色でいえば何色?」「好きな色?」「じゃ好きな色は何色?」一般に青系統が好まれ、また、改善につれて嫌な色が減り、がまんできる色の数がふえる。絵画療法の導入もよい。さらに食べ物、花、風景、野球、力士、その他、なべて好みをきくことは、幻聴の受け身性に対抗する力がある。実際、好きな色が一色（青）から始まって増えるのと比例して幻聴が少なくなった例があった。

幻聴が何パーセントほど生活の邪魔をするのかを問う相対化もよい。一般に聴覚というものが警戒感覚であること、（1）（3）の型に比べて予見性があることが幻聴の定着性を高めているのであろう。急性発症時の内外界の区別が消失し、天から地が裂けるような恐怖に比すれば幻覚妄想は何ほどのことはないと言った人がいる。しかし、このようによい役割を少なくとも一時は果たすことが幻聴の慢性化へ至るワナなのだ。

13　精神科医の思い込みと患者の思い込み

精神科医は精神医学は不確実で非科学的、他の医学は確実で科学的だと思い込んでいる。なるほど精神医学は不確実で非科学的かもしれないが、一般医学の患者の満足度もどうも決して高くないようである。大阪大学でインターンをした私は眼科の水川教授が「赤い眼の眼科は過去のものとなり、白い眼の眼科にとって代わられる」と予言していた。トラコーマの患者を何人か診ていればメシが食えた時代は去りつつあるぞということである。「アメリカではトラコーマは「学用患者」である」ということが「まさか」という思いで語られていた。しかし、眼科といえども「球後疾患」つまり眼球より後（つまり主として中枢神経系）の障碍は「わからない」とされていた。たとえば麻痺性外科視で始まる多発性硬化症である。

14　疲労感と回復期のあせり

疲労についても急性期に予言しておく。「あれだけの大仕事をしたのだから疲労はあって当たり前である」。回復の開始に当たっては一種の荷おろし感があり社会復帰の意欲を語ることもあるが、これは早咲きの花であり、やがて疲労感に移行することが多い。

まずは疲れに〝目鼻をつける〟作業である。患者に「頭の疲れ」「体の疲れ」「気疲れ」の違いを説明すれば患者は必ず「気疲れ」を選ぶ。そこで「硬い疲れか柔らかい疲れか」を問う。「柔らかい疲れ」は実は「リラックス」であって感じの楽しさを感じにくい「アンヘドニア」なるもののためにマイナスと捉えざるをえないのだ。そのことを告げると患者は早晩理解する。「今日は硬い疲れかどちらか」ときくことは無害である。

疲労とあせりの関係と「あせり」と「ゆとり」のパーセントを問う。「医者まであせっちゃお終いだからね」というと笑う患者が多い。

患者のあせりと疲労感は、全般的で一様な目鼻のないものから、次第に出来事に関連するようになる。そうなると「決断」がもっともエネルギーを要し、疲れを誘うようである。こうなると健康を九割方とりもどしているとみてよいことが多い。しかし、大きな決断を治療中に行うのは「今はもったいない」と言ってきた。土居健郎先生は「キミ、「せっかく」ということばは使い勝手がよいぜ」といわれた。似た意味合いであろう。「せっかくここまできたのだから冒険するのはもったいない」というのが初歩的な使い方であろう。また、疲れは事件の翌々日に大きい。周囲がこれを理解することを患者は切望している。

15　最初の外泊

最初の外泊は主治医が送り出すのがよい。それができなくとも、患者の家族に会って外泊の目的を「病院疲れ」を癒すためであると告げる必要がある。家族に好きな食べ物などを問い、病院では出せないものがありますから、それをお願いしますという。それから外泊したらどうされますか、と問い、家でごろごろしていてよいと告げる。〝病院疲れ〟だからである。また、寿司は患者が好きだが病院では出ないものの一つである。次にはザルソバか。

患者がしたいことをたくさん提案する「提案期」がある。この提案を周囲がすぐに実行させると患者は破綻する。医師が「三週間経ってきみの気が変わらなければ僕も口添えしてみよう」というのがよい。提案はその間にほとんど忘れられるが、淘汰されて一つが残ることもある。

このように現実的な一つに絞られてくれば、ひとつ「実験精神」でやろうという。これは「もし、就職先なりグループホームなり何なりの前に行ってイヤーな気がしたらさっさと帰っておいで。後は何とかするから」という。英語の"hunch"すなわちサリヴァンのいう「意識の辺縁にちらちらするもの」は発病の際には悪魔の役割をしたかもしれないが、今度は天使の役割に回ってもらえる。これまでは、小さなハンチを閉め出す生きかたが今までは大きな不意の、そして破滅を予感させるハンチに圧倒されていたかもしれない。些細な日常のハンチを生かすことが選択を円滑にしてゆく。ハンチの飼い慣らしである。

何かを始める時には、自信を失いやめたくなる日のカレンダーを手で書いて手わたし、「実験に失敗はない」と強調する。ある職場を七日でやめたにしても「七日は続くことがわかったことで実験は成功である」と断定する。やめたくなる日付は、三日目、七日目、四〇から五〇日目、九〇〜一〇〇日目、三カ月ごと、一年、三年である。これは仏教で喪の作業中に一族が集まって御馳走を食べる日でもある。こういう物差しはたとえこれが自己実現性予言となっても海図が全くないに勝る。たいていの宗教には「次の祭日」がある道理だ。

そのうち、患者はお遊びも試みはじめる。行きつけのコーヒー店や日を決めて海を見に行くとか。そのように患者は「世に棲む」ようになってゆく。友人ができる場合もある。友人の勧める仕事は続くことが多いようだ。何といっても医者は他の職業経験が少ない。

むつかしい本を買ってきても、たとえそれがドストエフスキー全集であっても、これは真剣な「試み」なのだ。回復の途上で太平洋を前にしたような感じがすることがある。この「大洋感情」は視野がにわかにひらけたことかもしれない。青少年時代には時にあることであるが家族が何か一言厭味をいいたくなることでもある。何もいわずにいつも「本代」をくれた大叔母を私は今もありがたく思っている。家では私は「キョクタンスキー」を自称していたので、この名を進呈することもある。家族が「なるほど」と思って下さることもある。なぜか、釣りのような繊細微妙な趣味はいいようだ。

17　無症状外来治療

症状がなくなったらすぐ治療を止めるわけではない。この中間期間はけっこう長期である。日本の精神科外来は、欧米より面接一回分は短いが回数が多い。欧米は一回が長いが何カ月に一回だったりする。

私も何カ月かに一回の面接を行ったこともあるが、この「スペーシング」（間隔の置き方）は重要である。古い統計だが、面接回数は平均四〇～五〇回である。私の経験では七、八回毎にヤマ場が来る。子どものほうがはっきりわかるようだ。

必ず脈をとり、毎分六〇になってから次に移る。どうも相手の脈と私の脈は合ってくるらしい。相手が一二〇／分の速い脈の時、私も一二〇／分になったことが往診先であったからである。脈が時計に合うこともある。時計が妙にゆっくり動いているようにみえたことがあって、時計を止めたこともあった。往診先のことであった。

手をつないで歩くのは親しみのためのテストかもしれない。脈が「合わない」同士ではどうしても連れそって歩きたくないだろうから。キスにもテストの意味があるだろう。ただし、往診は必ず二人以上で行くのが望ましい。家族が自殺をはかるなどの事態が実際に起こったことがある。私にはいつも「いっしょに行く」と言ってくれる同僚がいた。彼が翌日アメリカ留学を控えた場合でも、である。

「即興能力」はいつも発揮できるとは限らないが、仲間がいるほうが発揮しやすい。たとえば食事を出されたらどうするかであるが答えは一つではない。

ペットがプレイヤーに加わることがいつもと言ってもよいほど多かった。ペットは同じ屋根の下で起こっていることを心配しているとしか思えないことが多い。

初発も再発も失調開始後一五分以内に治療を開始したら格段に予後がよい。それは目の前で発症したという非常に好運な場合（隣人であるとか）であるが、四八時間以内ならば一般に予後が格段によいと経験的にいえる。おそらくあまり脳内システム全体に波及しないうちだからであろう。

「私は臆病な治療者だ」と患者につねづね公言しておくほうがよい。「医者は冒険したらお終いだからね」とも。患者は基本的に医者の冒険を恐れている。薬物の減量は二週間に四分の一ずつ（2×なら二日に一回抜くことになる）にすればまず不具合が起こらないだろう。全く回復した後の断薬には私は〝臆病〟で「保険として」と強調して週一回あるいは二回でも一錠の服用を勧める。これはある優れた甲状腺治療者が患者の数値正常化後に勧める方法であった。いざという時、手元に薬があるという利点もある。これで睡眠を確保すれば一夜のミニ再発で終わることがけっこうある。

　精神科医は、後の精神科医が困るようなクセをつけない心掛けが必要である。クセがどうやってつくのか私にはわからないが、患者の士気を維持し、その自尊心を珠玉のごとく大切にしていれば、クセはつかないであろう。会社と上司のクセは社員につくが逆はない。友人関係でついたクセは本人の人格の延長であるが、治療の場合のクセは病院と精神科医の問題であろう。医師は「みずからたのむところがある」けれども「威張らない」ほうがよい。ナースのクセはなぜかつかないようである。

　私はしばしば数代前の治療者の努力が私の時に実るのを実感した。果実は即座には実らなくて当然ではないか。だから、改善を自己の行為にして誇るのは実情に反することがしばしばある。

世にカリスマ医者が溢れても、精神科医だけはカリスマ医師はありえない（山口直彦）。日々の糧を得るための仕事を果たしてゆくことが精神科医の本領であろうかと私は思う。

（これはマニュアルではない。研修医の方にはどうしてこういう些細なことが大切だと私が思っているか考えていただきたい。使うなら口写し的でなく、あなたのことばの中で溶け込ませてくださるように）。

（二〇〇七年）

統合失調症の経過研究の間に考えたこと

1

日本の精神医学は、グローバリゼーション（全地球化）の時代をとにかく凌ぎとおしたと、私は思いたい。

少なくとも、今、私の知る限りでは、『精神科治療学』『臨床精神病理』などという名の専門誌を、それも多部数、出しつづけている国は他にない。しかも自国語によってである。西欧でも三〇年前には精神病理、精神科関連の自国語雑誌が出ていた。これらは英語に統一するよりも、刊行をやめるほうを選んだ。自国語でないと考えられない何かが、精神医学にはたしかにあるのに――。

私は、もっぱら日本人医療者に向かって日本語で発信するほうを選びとおしてきた。一九五九年以来、私のところを訪ねてくる欧米の人には惜しみなく語ったけれども、絵画療法はともかく、回復過程の重要性の認識は最近まで待たねばならなかったようである。

私の経過研究はすでにほぼ刊行しつくしているので、この特別講演では、主に研究の方法と、援用した当時の、主に生物学的研究を述べる。「坂の上の雲」という本年（二〇〇九年、第一〇五回）学会のサブタイトルでいえば、坂を登る方法と、摑もうとした雲ということになろうか。この表現には坂ぐらい登っても、雲までの距離はほとんど変わらぬよという含みもあるのかもしれないが。

2

私の方法は、経過すなわち縦断的観察にもとづく治療を基本線とする。これはヒポクラテス以来の伝統に従うものである。

何回ものくり返しになるが、私が精神医学に転じて最初に持った大きな疑問は、人を圧倒的な恐怖と孤立無援の中に置く統合失調症症状がどうして夢に出てこないのか、胃潰瘍、高血圧などの心身症を起こさないのか、いっそ失神あるいは意識混濁を起こせば楽であろうに、どうして意識が清明である（ようにみえる）のか、であった。一言にしていえば、精神／脳の危機に際して身体はなぜ知らん顔をしているのかである。

結論からいえば、発病および回復の途上、身体的救援は起こっていた。しかし、間を置いて起こり、しばしば突然止んで他のものに譲るのであった。その集中性は緊張病に高く、間歇性と突変性とは妄想型と破瓜型に目立つが、中には認知困難なものもある。散発的に起これば効果に乏しいが、これは集中して起これば生命にかかわるからであろうか。なぜか、身体の病気をすると治るきっかけになるようだ。しかし、その時の周囲のとるとり方も大事であるようで、私は手術の際はなるべく手術室に入るようにしていた。当時は局所麻酔が主で、手術の途中で麻酔が切れてきて私の手は握りつぶされそうであったが、この慢性患者は退院できた。虫垂炎の手術がたしか八例あって、急患の対策で手術の時間を共に過せなかったのは一人だが、偶然かもしれぬがこの人だけは今も入院しているそうである。

3

私は、検討のために二つの方法を用いた。科学者はグラフが描ければしめたものだといい、歴史家は年表が描ければしめたものだという。私は両方を用いた。

私のグラフの上の横軸は年月日という暦時間である。下の横軸は特別な事件の起こった暦日時である。縦軸の項目は当人が異常（非日常）と感じる事態を何でも無差別・無分類に、ただし厳格に発生順に項目を作って、上から下へと並べたものである。頭痛の次に悪夢が来るなど、全く無差別である。感覚、感情などの精神病理学的カテゴリー分類は一切行わない。身体異変も精神異変も同等の権利で一つの項目となる。その下にある、下の横軸との間の空間には絵画表現などの患者さんからの応答を暦日時で記す。

年表のほうは、縦に一本の線を引き、年月日を刻み、左側に病気に関連した事項を、右側に通常の生活事件、たとえば当人の誕生、疾病、入園、入学、思春期心身変化の発来、就職、転職、恋愛、生別死別、結婚、離婚、その他と、父母などの重要人物あるいは重要な親族と友人知人の生死動静と、時には重要な歴史的事件や社会的変化を記入する。

グラフに現れる症状群を分けてみよう。横軸に平行にある期間持続する「線」（点の連続）は「持続症状」である。左隅から始まり右肩下がりにある期間続く線は「発病時リレー症状」、逆にある時点から始まり右上に向かう線が「回復時リレー症状」といってよかろう。さらに、集中的な点の集まりは「中心症状」であり、全体に散らばるのは「散発症状」である。発病期リレー症状が発病時臨界期、回復期リレー症状が回復時臨界期の症候群を表すことが多いのは自然である。これらは心身両面にわたる症候群である。

年表においては事件と発病あるいは症状の突変との関連が明らかになる場合が少なくない。その関係はしばしば見逃されていた。時に事態の集中それ自体がリスクを表現している。

グラフは軽症例では頭の中で描くにとどめることもあった。年表は初診時に作成することが多かった。両方とも、患者に見せつつ描くことが多く、コピーを差し上げることもあった。

4

京都大学ウイルス研究所員時代、免疫病理学者・天野重安教授との議論での「ナカイ君、発病の論理と回復の論理とは違うのだよ」という教授の言葉が記憶から蘇った。では、なぜ、精神医学では、間接的な情報が多い発病過程に詳しく、直接観察ができる回復過程や遷延過程に簡素であるか。日大精神科の井村恒郎教授の答えは、「患者が語らないから」であった。

私は、それならと絵画を描きやすくする方法を考えた。そしていくつかの既存の方法を加え、またそれを、二系列にわけた。画面を分割し、色を割り当てて塗る「分割彩色法」から「風景構成法」までの、全体を考えつつ構成するシンタグマ指向的な方法と、スクリブル（ナウムブルグ）、スクイッグル（ウィニコット）など、似た複数の前ゲシュタルトから一つを選ぶ、パラディグマ指向的な方法である。この二つは選択と決断の二形式を構成する。全体を考慮して選ぶ側面か類似物から一つを選ぶ側面である。いずれも多くの決断の基盤である。描画率は七〇パーセント以上に上った。方法の難易の順序は回復の進展度に対応した。

また、絵は、メタファー（比喩）の源泉となり、対話が伸びる際の添え木ともなった。だいたい数枚目がピークで、四〇〜五〇枚を一シリーズとする絵画系列が、言語と表象の両面で回復のかなり確実な里程標群となった。

ここで、そもそも患者が語らないのはなぜかと考えた。まず、回復過程に入ると医療密度が急速に低下し、医療者との距離が遠ざかる。これには治療を待っている「次の急性患者」への関心の移動もあるが、それだけでなく、そもそも、回復を語る言語が貧しい。そのうえ、医療者に訴えるべきはもっぱら病いの症状であって、回復は語るに値しないとみなされがちで、医療者にもその傾向が伝染している。血色や髪の毛の艶の改善や、表情や語調の自然化は、症状ほど特記されない。対話においても「悪化の語彙」は多いが、「回復の語彙」は貧しい。これは、医師にも患者にも、症状への注目という悪しき「精神交互作用」を与えてはいないか。私の幸運は、どの職場でも看護日誌が整っていたことである。

私は「病識」を求めなかった。むしろ自然な微笑の復活を求めた。

そのために私は、まず「回復の語彙」を探した。

カゼでさえ、回復感はいうにいわれぬものである。難しかったがまず、「あせり」に対する「ゆとり」が出てきた。相対化も回復の語彙を強化するので「あせり何パーセント？　ゆとり何パーセント？」ときくと、ほとんどの方が直感的に具体的数字で返答された。後にH・S・サリヴァンのurgency と peace of mind を知って、これが「あせり」と「ゆとり」にほぼ対応すると考えた。前者は患者を駆りたて、後者こそ患者の求めるものである。次は「待てること」で、これはゆとりの一つの現れであろう。「待つほど楽しいことはありません。実現してしまえばそれが何でしょう。待つほど楽しいことはありません」（中根千枝さんの伝えるインド女性のことば）。次には、いくつかの諺や比喩が出てくる。日大の諺テストに協力して「出る杭は打たれる」「溺れるものは藁をもつかむ」「雨降って地固まる」が「いちばん心境を表す」という返答であることを知った。この順序は偶然かもしれないが、実に経過をよく表しているではないか。

諺が通じるのであるから、「たとえ」も通じるはずだ。私はたとえをよく使った。私の〝趣味〟はいわば「雑学」である。詩を訳することも役に立ったと思う。

そのうち、回復の語彙とは、生命感覚の語彙であり、したがって眠り心地、居心地、着心地、住み心地などの「心地」に焦点を当てるとよいことを知った。私は、幻聴を質的に四つにわかち、また眠り心地と目覚め心地を合わせて睡眠の七段階とした。

また、毎度、面接を身体診察から始めることを心掛けた。これは、端的に私が医師であるということを日々示しなおしていることになる。そして、脈が60／分となってから問診を開始するのは合理的でもある。

回復に伴う社会復帰は患者にとっても医師にとっても次第にハードルが高くなる。十六歳の少年は、さいわい、センターテストに合格し、旧帝大の医学部に入学した。卒業試験、国家試験、研修、入科、赴任、転勤、当直、研究への誘い、お見合いへの誘い……この辺で私は定年で後進に引き受けてもらったが、このあたりで、医師はケースワーカーに近くなってゆく。ここで、彼がこれまでのハードルを越したのは、まず睡眠のコントロールによることが大きいと述べておこう。

その後、母親の死をも越えた。

ひょっとしたら、私が十六歳の少年に抗精神病薬を処方するのに臆して脳代謝改善剤を同時に服用してもらったことがよかったのかもしれない。私はヒデルギンとルシドリールという、第四期梅毒治療で成功した薬を処方した。私は統合失調症に生物学的根拠があるという主張の方々が脳代謝改善剤を考慮しないのを不思議に思ってきた。どうやら新潟県のある病院で試みたのだが、精神科病院の見直しが行われた時期に槍玉に上ったらしいのである。結果は予備的な発表で終わっている。

5

一般に、人間は内外の認知に当たって通常は比例回路的であるスキャン的覚醒状態 scanning arousal を用い、異常な現象を発見すると集中的覚醒状態 concentrated arousal に切り換えるらしい。後者は、過剰な情報に圧倒されると、そのことを気づかないまま、状況に支配されて、受動的に振り回される。その状態を航空業界で「スノウ」というが、神田橋條治、星野弘の両氏が患者が「頭の中が忙しい」「頭の中が騒がしい」と表現する事態に相当するだろう。

集中的覚醒状態においては、徴候的認知（微分回路的認知）が限度以上に突出して積分的認知のほうが潰乱あるいは重大な影響をこうむるのではないか。徴候的認知回路自体は人類史上、古くから災害の予知などに有用であったと思われる。先取り的回路で、微細な変化をキャッチし、経験の多大な蓄積を必要としない。しかし、疲労しやすく、微細な変化に過剰に反応するので、もっぱら微分回路的認知を用いて環境あるいは自己内界のスキャニングを行おうとすると認知は潰乱しはじめる。山で道に迷ったときの外界の相貌の突然変化がこのことを教えてくれる。

しかし、これは十分条件ではない。三日間の睡眠欠如があって後に錯乱が起こることが多い。錯乱とは制御喪失である。錯乱の最大限四八時間以内に治療を開始した場合には、治療によく反応し「後腐れのない改善」をもたらす。東京都精神医学総合研究所におられた山本健一先生は、まず、ノルアドレナリン系が動員されるという。次はドーパミン系であるらしい。とにかく、一、二の伝達系しか失調していない場合には薬物の効果が的確なのであろう。数個以上の伝達系の失調は、少数種薬物では制御の回復が困難であり、ときには混乱を増しかねないだろう。特に、私の経験では近所の方など家族が呼びに来られて一時間以内に開始した治療は例外的な早期改善をもたらしている。

もっとも、いかに錯乱が二日という短期間であっても、その後八カ月間は油断ならない。大学の先生である方の報告によれば、七カ月と八カ月では明らかに講義の疲労度が違うという。身体の瘢痕化が完成するまでの期間も八カ月であるのは偶然の一致でないかもしれない。

また、突変性がなく、徐々に始まる例では、この「暦」が使えない。ある工学系大学院生の述べるところでは、幻聴は高校時代からあり、変わったのは、それに対する耐性低下であるという。今でいうレジリエンスの低下であろうか。

そういう一例においては、私は幻聴を徐々に色に置き換えていった。出発点では、彼の好む色は青しかなかった。青は、警戒性を解除しない型の鎮静色である。次第に好む色が増えるとともに、幻聴はうすらいでゆき、ついにすべての色が嫌いでなくなった。また、別の例では電話での問答で、烈しいという幻聴が「幻視もあるだろう?」という問い返しに応じて、幻視の報告に移り、二時間後、「ところで幻聴は?」と問うと「あ、ありません、あ、あ、聞こえてきました」と二、三秒後答えたが、彼は間もなく眠ってしまった。すべての感覚ニューロン間に樹状突起の連絡が判明している今、共感覚的アプローチは考慮に値しよう。

最近、「握手」が間脳下垂体副腎系を賦活するという論文を読んだ。私は精神科医となって以来、努めて握手をしてきた。最初は、鉄製の手を握る感じだったものが、あたたかく、やわらかくなり、掌同士が触れ合うようになる。これも回復の、単純だがよい里程標である。

6

統合失調症という不都合な事態には、それを防ぐシステムがあるはずである。それは、おそらく、進化上先行しているシステムの転用あるいは組み替えであろう。

その現れは、睡眠、夢、身体疾患、痙攣、失神、死と考えている。これらは自律神経系、内分泌系（前者から分かれたらしい系）、睡眠覚醒系、あるいは脳血液再配分系などとどのように関連しているのであるか。これには、悪夢から不眠に至る系列と、心身症や痙攣から意識障碍、死に至る系列とがありそうである。痙攣は予想以上におおく、重積状態から死に至ることもある。死には超高熱性緊張病という経路もある（私の時代には抗精神病薬の投与と関連しない例があった）。一九六〇年前後に、全国年間での発生が三〇〇人という推定であった。

睡眠覚醒リズムに関しては、一九五〇年代の北海道大学の業績に慢性統合失調症患者の内分泌の日内変化がある。通常、早朝に起きる活動ホルモンのピークがないという研究である。たとえて言えば、地球をまわるロケットの打ち上げで、第一段ロケットの噴射が短時間に起きず、だらだら一日中に分散した場合に相当する。これではロケットは上昇しない。この比喩はずいぶん患者に話して、晴れた朝には起きてすぐ空を眺めてもらった。なお、午後四時から七時は幻聴からいらつきまでの異常現象が起こりやすい。病院では職員の夕食、交代など、目の届かないときであるから気づかれにくいが、やわらかであたたかい「おやすみなさいモード」に入るまでの移行期と考えて、その過し方の工夫を話し合ったりした。

7

夢に関しては、一九六〇年代の鳥取大学の業績がある。REM期に起こして尋ねたところ、淋しい夢、孤独な夢が多いが、幻覚妄想はでてこないという。そこで、そのことの不思議さを話し合う。やがて、幻聴が夢に入ったと報告する時、「昼間は？」と聞くと消えかけているのが普通である。

全脳の三分の一を占めるという脳血液の配分システムについてはほとんど知られていないが、前頭前野の萎縮については、血液供給過剰の後遺症とも血液供給の低下の後遺症とも考えられる。さらに、抗精神病薬のクロールプロマジンには、微弱ながらミトコンドリアのエネルギー生産の能率を下げる除草剤2－4ジニトロフェノール様の作用があり（Szent-Györgyi, *Bioenergetics*、翻訳『生体とエネルギー』一九五七年、みすず書房）、これによる障碍に白内障がある。この量子力学水準の作用を考えて、この薬物を十六歳少年への治療の初期の処方に脳代謝改善剤を加えたことがある。彼は今、現役の医師として活動している。また初期経過はよかったが、転勤のため追跡できなかった数例がある。このような量子力学的効果への対応も考慮する必要があるのではないか。もっとも、2－4

ジニトロフェノールは三重項励起を阻害するというのだが私には簡単に説明する能力がない。ミトコンドリアの活動と関係があるということだろうか。

先に述べたように、一九六〇年代に新潟精神病院で慢性統合失調症患者への（当時の用語での）脳代謝改善剤の大規模治験が行われているが、チェックリストは社会通念と精神病理とが入り混じる混乱したもので、改善と悪化例があったとして顧みられていない。しかし、賦活性は証明されているのではないか。そして新鮮な患者であればもっとポジティヴな結果になると私の予備研究は示唆していないだろうか。画像診断で前頭前野萎縮と障碍性を騒いでいるだけでよいのか。

生後のニューロンは酸素と葡萄糖しか取り込まないから、その乳母細胞としてのグリア細胞の働きは重要である。もっとも、リウマチ患者に認知症と統合失調症が少ない（順序が逆だが統合失調症がリウマチの発症と共に急速に軽症化した自験例もある）のは、アザルフィジンのような抗リウマチ薬がマクロファージュであるミクログリア活動を抑えて、早すぎるアポトーシスを防ぐという解釈がある。うっかり、賦活すればよいというものでないかもしれない。しかし、グリア細胞の健康化が統合失調症の改善に貢献する可能性は考えてみてよいことだろう。そもそもグリアは統合失調症のとき、どうなっているのだろうか？

ところで、回復途中の「再発」は、まず、作用反作用の法則による「揺り戻し」と考えてみる必要がある。およそシステムへの作用はそれを打ち消す反作用を起こす。しかし、作用点が違うので、システムはかわるのである。私は改善の際には「揺り戻し」が起こりうることを患者に予告していた。これは患者の士気に貢献した。絵画療法などは、作用点が大きく違う点という意味もあるだろう。回復の緩慢な例に、この反作用が顕著だったが、神戸の震災直後、十年の緩慢な回復から急激な改善に転じた例がある。

8

統合失調症においては小脳も無視できないと私は考えている。伊藤正雄氏の講演によれば、米国の研究で、小脳が活性化されれば、(二桁の足し算で測っている) 大脳の能率は格段に向上し、しかも、大脳の酸素消費量は減るという。伊藤は、小脳は運動だけでなく、思考の能率化と平衡をも担当していると考えているようだ。大脳がたえず、外界内界の影響に晒されているのに対して、小脳は奥まったところにあって内外の擾乱に対して守られている。小脳新皮質のプルキンイェ細胞は多数のジャイロスコープの列にみえてくる。この細胞列は、同一細胞の集まりという点で、肝や皮膚の細胞に似ている。機能細胞が単一種で多数である器官は、単一の機能がものすごく多量に (皮膚や肝臓のごとくほとんど全機能をカヴァーするほどに) 必要とされていると考えてみるのはどうだろうか。とすれば、運動に一端を露呈しているように、調節一般、特に大脳のバランス・コントロールという大役である。鯨においては小脳の体積が大脳の半分に達しているのも傍証にならないか。

9

ＤＳＭ－Ⅲ以後のシリーズにもとづく画像研究および遺伝学的研究が明らかにしたのは、カテゴリー間にジャンプがないということである（『ＤＳＭのジレンマ』ＡＰＡ、二〇〇二）。これは、Berlin & Kay: *Basic Color Terms*, CSLI Publications, 1999 に示された事態と似ている。二人は、虹スペクトルを三三〇の短冊にわかち、それをインフォーマントに示すことによって、本来は連続である可視光線スペクトルが色名ほぼミラー数（７±２）以内の数のカテゴリー抜きでは認知しえないこと、さらに細分した短冊で色名をたずねると、色名を告げられるのは、最小が北京官話（普通語）の七パーセント、最大の米国英語と広東語がわずかに半数を超え、日本語は中間の約二五パーセントであることを示した。

しかも、北京官話では純粋な黄色の短冊一つ以外は「名あらず」である。黄色は貴い色で最近まで中国の商船は黄色に塗られていた。少しでも濁った黄色は黄色と認められないということになる。逆に、範囲を覆う場合は、「これが赤かよ」「緑かよ」というものを多く含んでいる。このように分類は「脳の都合」による場合が多く、精神科もその一例であることを忘れてはならないと思う。分類は中間例が特に無視されがちである。

そして脳は、光の波長を色に変換するように、「量」を「質」に変える傾向がある。感覚というものは総じて「量→質」であり、逆方向は「科学」というものが登場して以後のごく最近のものである。特に個体識別感覚はほとんど「質」的なものである。たしか松沢病院の研究者で、一人の精神科医が把握できる患者数は七、八人であるという主張をなさっている方がいたと思う。ここでもミラー数が顔を出している。

私はどうしているかと考えてみると、非常にこと細かな把握をしているのはやはり七、八人で、ただ、うまく入れ換えているらしい。その母集団は百名前後である。サリヴァンもコンラートも百名程度である。ヤスパースは「気管支拡張症のために」診療はせず、鑑定のみであり、何人かも不明である。クレペリーンは半年患者を診て、そのカルテを残りの半年、ガルダ湖畔の別荘で精読していたそうである。二人ともに教科書の改訂を目標としている。

実際の疾患分類は、生物分類の祖であるリンネも精神病分類を行っているが、十九世紀のフランス医学、特に皮膚科学、神経学、精神医学は細かく分類して患者を収容するようになった。これが精神医学の場合おのずとその体系をつくって行ったのであるまいか。実際、サンタンヌの病院の図など、昆虫採集箱をまざまざと思わせるものである。

プルーストのような上流階級の患者は精神科医の一家が患者の面倒をみるサナトリウムを経営した。これは夫人が中心的人物だった森田療法の場そのものに近い。また修道院がその役を演じたこともある。わが国でも有力政治家の家族に手がさしのべられた例がないわけではない。

精神疾患の診断の際に私の頭の中に浮かぶものは、在来分類とペルシャ絨毯とエッシャーの鳥から魚への漸次移行図との重なり合ったようなぼんやりしたものである（そして米国の診断基準ＤＳＭ

は中安信夫のいうとおり暗記に適さずイメージもわかない)。科学的には、診断は治療と伝達のための仮説だと私は患者に告げることにしていた。

(二〇〇九年)

回復過程論から、いわゆる精神的病理症状をみ直す

1　なぜ経過を重視するようになったか

科学史家トーマス・クーンは、「四十歳を過ぎてから新しい説を受け入れた人間はいない、七十歳を過ぎてから新しいことを言った人はそれまでの業績を辱めるような結果になってしまう」と述べています。さらに私は、「七十歳を過ぎてまとまった話をちゃんとできる人は少ない、できたと思ってもかなり偏った独断的な話であろう」とつけ加えたいと思います。

そういうことですから、私の話があっちに飛びこっちに飛びという、元来の私の性質が非常によく表れることをお許し願います。原稿を朗読するような講演では皆様はきっと退屈なさるでしょう。この表題も何か題を選べというので、苦し紛れに選びました。ですから、表題どおりになるかどうか、私もまだわかりません。

私がやってきたことは、現在の診断基準あるいはアルゴリズムとは相当違ったことです。つまり、私は病気の経過というものを眺めていく立場にあって、これは患者さんの個性に光を当てるという

ことでもあります。

私がなぜ経過を重視するようになったかというと、ヒポクラテス文書を読めばわかるように、ヒポクラテス以来、経過が疾病の最も重要な特徴であるからです。といっても私は病気のカテゴリーや最近出てきたディメンジョンを否定するつもりはありません。DSM－5のアジェンダが五年前に出ましたが、DSM－Ⅳまでの理論抜き、カテゴリー的というのをDSM－5ではできたらすっかりやめたい、病因論に基づいて病気を定義したい、それも生物学的病理であって、できるならば hopefully 病態生理的に定義したい、それと、カテゴリーではなくてディメンジョナルにいきたい、としています。ディメンジョナルというのはちょっと理解しにくいかもしれません。スペクトラムと言ったほうがわかるでしょうか。

この辺は深入りすると「質とは何か」「量とは何か」という問題に入ってしまい、七十歳を過ぎて抽象的な議論に入ることはクーンの教えどおり自戒したいところです。けれども、DSM－5はどうなるのでしょうか。大改訂は一回見送ってDSM－Ⅵからにしようという意見もあるようです。発達障碍とパーソナリティ障碍はディメンジョナル、つまりスペクトラムです。この二つはなるほどそうだろうと思いますが、「Ⅰ軸障碍」（この頃そういうのです）などは、カテゴリーを全部やめられるでしょうか。私は、分類というものは、脳の都合が大きいと思っています。どうも人間の脳は生物学的レベルですでにカテゴリーに分けるようにできているのではないかという疑いがあります。というのは、われわれは虹を六色なり七色と数えますが、スペクトラムを詳しく見たらどこにもジャンプはないわけです。ここで黄色が終わり、ここから緑が始まるというところはなく、ずっと続いているのです。われわれは果たして六色なり七色に分けずに色について語ることができるでしょうか。私たちは10^7の色を識別できるといわれます。しかしそれを名づけようとすれば、絶望的に名前が不足してしまうでしょう（マンセルの色標は何桁かの数字ですね）。バーリーンとケイの有名な『基礎色名』研究がありますが、色の名前の研究でスペクトラムを非常に細かく分けた場合、日本語では二五パーセントぐらいしか名前がありません。中間が非常に多いのです。実際、私たちは何事についてでも「典型」を過大視し、中間型を過少評価します。これは生理的なものだと思います。ノルウェーのアストルップ（オスロ大学教授）によれば、スキゾフレニアの亜型分類で時間抵抗性がもっとも高いのは、レオンハルトの三六分類だということです。つまり、十年後、二〇年後も同じ亜型と診断される率は、古典的三分類より有意に高いという結果を出しています。しかし、レオンハルトの分類が広く使われる兆しがみられないのは、おそらく、ヒトが同時に操作できるchunksは7±2であるというミラーの法則をはるかに越えているからであると私は思います（なお、アストルップは定期的にベルリンのレオンハルトの診察に陪席して自分の診断のバイアスを修正しつづけています。しかし、その間のレオンハルトの診断が不変不動であるという保証はないはずです）。

ここで第三の方法もあることを言っておかねばなりません。それは個々の症例から出発する方法です。

実際にこれは対人認識で我々が意識的あるいは無意識に行っていることです。たとえばある人と会った場合、既知の中村君や前田君とどういうところが似ていて、全体としてこういう印象になるということは対人認識の一つのアプローチです。法律でいうと判例に似ています。判例を積み重ねて初めて法律の内容が明らかになると法学部では教えています。条文それ自身は空疎なものであって、内容を盛り込んでゆくのが判例です。

実際、古典的なフランスの臨床教育では、最初に出会った症例と第二に出会った症例はどこが似ていてどこが違うか、あるいは何番目かに出会った症例はその前に出会った何番目かの症例とどこが一致しているか、それをまず直感的に捉えて、そしてどこがどう似ているかを比較対照し、さらに分析していくことによって臨床経験を積んでいくという方法だそうです。我々が日々症例に接し、症例研究会をし、そして臨床経験を積んでいくのはこの形です。臨床的思考は、こちらのほうに馴染むのではないでしょうか。症例検討会では、おのずと過去の症例が頭の中の引き出しから呼び出されてくるのではないでしょうか。記憶は、一般に横断的には（心に強く刻印される大事件以外は）粗で、縦断的に（密とは言えませんが）流れとして捉えられて自然に出てきます。自分の過去を振り返ってもそうではありませんか。

経過を特徴づけるのは時間的な、いわば個性というべきものです。ＤＳＭのアジェンダにも「経過はやはり重要だ」と書いてありますが、まだお題目を遠く出ていません。しかし、経過は、精神医学の未知の領域どころか、むしろ、ヒポクラテス以来、医学はまず経過をみてきたのです。個人の錬磨と、それからおそらく医学の面白さ、魅力がそこにあるためであろうと思います。

私が経過を重視したのは、ヒポクラテス以来の感染症の伝統がベースにあります。結核の病理発生は複雑な過程であり、私の世代が使ったハイルマイヤーの教科書にあったアショッフのモデルに学生時代感動したことがあります。もう一つは、冬眠麻酔の中でクロールプロマジンを発見したラボリの仕事です。ラボリのいう手術後の生体の不調和振動反応。この二つは学生時代の愛読書でした。八木剛平先生が強調していますが、「自律神経の動態を術後の経過でみてゆくと中で副交感神経と交感神経とが交互に優位を占めていて、それが時とともに波動が漸減していく。しかし、どこかで振り切れたらそこでショックを起こすが、全体としては静まっていくのが一つの好ましい経過である。もっとも、最後には「遅発性ショック」がありうる。これは交感・副交感の両系がともに疲労、消耗して作動しなくなった時である」と述べています。私はそれまで自律神経系のことは雲をつかむようでさっぱりわからなかったのですが、これでわかったと思いました。そのときは四生でラボリが将来私の選ぶ精神医学と深い関係があることにはもちろん気づきませんでした。

ついでに言うと、ラボリは海軍の軍医、外科医で、あまり文章はうまくありません。『外科的浸襲等後の不調和振動反応とショック』は読みましたが、それ以後ラボリの本を集めて読んでもあまり感動しません。晩年は漢方に力を入れて大著を書いています。漢方はある意味では実証、虚証などがあって彼の思考に非常に似ているのでしょう。

2　スキゾフレニアの病的過程

さて、精神病理学にはプロセスということばがあります。プロセスは「病的過程」という英語のprocessより強い意味を持っています。私の若い頃、プロセスは、いわば一方向図式でした。つまり、スキゾフレニアの病的過程は強力で他（たとえば回復力）を排除して自己を貫徹してゆくこと、少し前の時代のマルクスのことば「資本の法則は暴力的に自己を貫徹する」を思わせるほどです。その結果、欠陥状態は、まだ貫徹性が足りないのであって、いわば中途でぐずぐずしており（昔の言い方では formes frustes 中途停頓状態であって）、荒廃状態というのが完全に貫徹した状態であるという図式です。

一方向図式は十九世紀から二十世紀にかけて一つの流行でした。一例を挙げれば、先のマルクスで、そのように他の細々した過程を振り払って自己を貫徹していくという発想が主流だったのではないでしょうか。

これに対して私は、精神科に入ったときに、いったい本当はどうなっているのか知りたいと思い、グラフを書いてみました。そのグラフはあまり評判がよくないというか、「どうしてこんなに細かいのか」というものです。これを克明に虫眼鏡で見た人はいないと思います。私は理系の研究所にいましたから、グラフ用紙に馴染みがあり、「論文はグラフが書ければしめたものだ」という考えがあリました。歴史研究の友人が「年表を書ければしめたものだ」も同じことで、年表も書きました。

後になって知りましたが、サリヴァンは必ず患者の年表を書いていました。私は縦に棒を引いて左側にその人の人生の事件、右側に病的事柄を記しました。すると、たとえばおばあさんが亡くなったときと一致して病的体験が起こるとか、そういうことに出くわしたので、以来私はグラフと年表をよく使います。私のグラフはちょっと工夫があって、その後グラフを学会で時々みかけますけれども、あれは私の意味でのグラフではありません。

横軸は時間です。縦軸の項目の並べ方は全く無分類です。一切分類せずに、起こった順序に項目を上から下に並べていきます。ですから頭痛の次に不眠、見られ妄想がきてと、全然分類していません。そうすると、まず起こった順序に、いわばバトンリレーのような図が出ます。これはいろいろな現象が交替に生起してゆくことを表します。その点線は全体として斜めに右下に向かいます。ずっと持続する症状だと真横に右へ向かう線となります。これは一つの項目から成っており、同一現象が経過のすべてにわたって持続していることを示します。回復に向かう際に今までにない新しい現象が現れますと、線は右下に向かいますが、発病時の現象が（私が報告し、少し遅れてと思いますが、ギセラ・グロースも報告しているように）一過性に再び起こるとその線は上方に向かいます。回復過程は発病過程よりも散漫にみえますが、その一部はこのグラフの持つ性質のためであり、発病過程よりも観察密度が高いためであり、また亜型によっても違います（緊張型は発病時の、私が臨界期と呼んだ時期の現象の多くを回復の初期にも示すので、右下方から転じて右上方に向かう傾向があります）。妄想型は全体としてはゆるやかに下に向かいますが、上に向かう項目もなくはありません。緊張型の臨界期は週から月の単位ですが、妄想型は月から年の単位ですので、入院期間が週から月の単位である今では、外来で身体診察と問診をきちんとやらないと見えてこないでしょう。破瓜型は間をおいてぽっぽっという感じです。発病関連の項目も回復関連の項目も、とびとびに起こり、しかも両者の落差が大きくありません。しかし、しばしば決定的な顕著な現象が起こります。これは臨界というよりベースチェンジといったほうがよいかもしれません。慢性の患者にもベースチェンジが起こります。Ｓ（起病）優位からＲ（回復）優位の変換です。固まってあるときに出る症状だとこうなります。このようにして私はいくつかの症状をまとめていったのです。ちょっとした工夫ですが、もし精神症状や身体症状をヤスパースの『精神病理学総論』のようにまずカテゴライズしてからグラフを書いていたら、症状群のダイナミズムは捉えられなかったと思います。

　そうやって書いているうちに、「何かが自己貫徹していくというのではどうもなさそうである」と思われてきました。回復や進行がありますが、これは一九五八年に亡くなったクラウス・コンラートの原稿を弟子がまとめた本で、第一回のシュープのことを「分裂病の始まり」と言っています。これが本来は回復するという図式を説明抜きで最後に掲げているのです。

　つまり縦軸を病気の深さとすると横軸に時間をとって彼は下に凸の図を書いています。つまり、「どこまで深くなるか」ということであって、回復はするのが常道で、時々回復しない人がいて、そのうちいろいろな段階で足踏みをしてしまう状態、すなわち下に凸の曲線の上昇部の始まりや途中から線が横になるのを「慢性化」としています。彼は他をPhase、つまり相、段階と呼んでいますが、慢性状態だけは「状態Residualzustand」であって、足踏みをしていて、かつ非常に多様です。慢性状態は実に多種多様であり、分類できません。その足踏みはいろいろなところで起こります。急性期状態のまま足踏みをしている者もいれば、回復期の心の異常や衰弱状態、あるいは消耗萎縮状態で足踏みをしている者もいます。つまり、慢性は「状態」であって「過程」ではなく、いわば一種の足踏みなわけです。生体が病気に対して自らを支えることを私は抵抗の抗の字を入れて「抗病力」と呼んでいます。慢性状態とは抗病力とそれから病気を起こしていく起病力との一種の妥協であると考えてよいと、コンラートの図式を見て考えたわけです。私の仕事は全体として発病過程を主としたコンラートの後を承けて回復過程を主に記述したものです。ですから当然、治療関係が入ってきますし、またこの時期の患者は寡黙だから、いろいろなアートセラピーの方法を開発して用いたのです。患者はあるいはイメージする能力から回復するのかもしれません。なお認知症の場合もイメージの方が遅くまで残るようです。ことばの方が進化論的に後ですからね。

と言ってしまえばそれだけのことですが、私はスキゾフレニアはやはり生体にとって非常に具合の悪い状態に見えると思いました。というからにはこれを実現させまいとするバリアが当然あるだろう。まず、具合が悪い状態といっても「スキゾフレニアではなぜ死なないのか」という問題を立ててみたことがあります。皆さんはおわかりでしょうか。バイオロジーの先生に尋ねたところ、非常に明快に、「ドーパミン系は脳幹や命に関わる方には枝を伸ばしていない、だから命には関わらない」と言われました。つまり脳全体としてみればドーパミン系はスピードも鈍いし無髄線維だし、生命的にはたいした系ではないという説明です。今もそれでよいのか私は不勉強で知りませんが、そのときは納得しました。もっとも、致死性緊張病は一時「悪性症候群」の中に消えましたが、最近一部で復活しているようです。とすると、稀ではあるが生命に関わることがあると言わなければなりません。発病初期の自殺、自己破壊もその一部はそこに算え入れるべきかもしれません。

しかし、やはり生体全体としては非常に困った状態なので、このバリアが何であるかを探しました。最初、発病へのバリアが、今度は回復へのバリアになっているのではないかと考えたのが実際の順序です。ここで何が出てくるかというと、いろいろな身体症状や自律神経症状、血圧が上がったり、あるいはもっと精神的な離人症が起こったりします。

出口の場合は、すでに向精神薬が入っていますから向精神薬の鎮静作用をはねのけて出てくるのだから、発病時にはもっと顕著に出ていていいはずです。ただ発病時に医者はめったに立ち会えないので、そのときのことは周囲や本人の陳述でしか聞けません（もっとも、このバリアが弱い人あるいはバリアが発している危険信号を無視したり誤解して自分は超人になったとか思う人が発病するのかもしれません）。結果は方々に書いていますが、まず、睡眠障碍は必発です。つまり健やかに眠れて翌日クレージーになるということはデプレッションにはあるでしょうが、スキゾフレニアでは私は一人も経験していません。

睡眠はいちばん生理的で副作用がありませんから、おそらく睡眠は最大で無害のバリアだと思います。私は患者に、「昼間散らかしたものを夜片づけてくれる七人の小人が睡眠だよ」とよく話します。その頃ある生物学者に聞いたところ、「実は起きている時より眠っている時のほうが脳は正常なのだ」と言われ、なるほどと思いました。

次に、不眠が始まる前には何が起こっているのでしょうか。これはすべての例で聞き出せたわけではありませんし、聞き出すことを慎むべき場合もありますが、要するに悪夢を見ているのです。悪夢はだんだん内容が悪くなります。私が論文に引いている例では、最初は富士山があってふもとにレンゲ畑がありますが、富士山がだんだん雲に隠れてきてレンゲ畑は消えてしまい、真ん中に細い一本の道があって両側は深い海になっていく、そこまできて次の晩から眠れなくなって、緊張様昏迷状態で入院しました。

確かに悪夢は睡眠より副作用がありますが、睡眠の次にはマイルドでしょう。悪夢は自律神経系と絡んだ身体症状です。この悪夢を見た患者さんは大学院の学生で、緑内障をお持ちでした。その後再発時に気づいたことは、まず眼圧が上がり、眼科に入院します。そのときに母親が頬をすり寄せんばかりに本人に顔を寄せているのを目撃しました。そういうことがプレッシャーになっているかどうかわかりませんが、とにかく眼圧上昇が先にありました。悪夢、不眠があって、緊張様昏迷が突然始まりました。この人はアレルギーのために全くと言ってよいほど、薬を使えませんでした。ふっと緊張様昏迷が解けると、その間眼圧が上がり、そして昏迷に入るとまた眼圧は正常化します。

この方は回復時も自律神経症状を訴え、そして悪夢を見たのです。それは死屍累々の中に自分だけ一人血刀を持って生き残っているという、発病前とは全然違う悪夢でした。

この方でなるほどと思ったのは、緊張様昏迷の時に描かれたぼんやりした絵はほとんどステロタイプでしたが、妄想をことばでちゃんと語るようになったのはかなり後でした。ということは、極期にはちゃんとしたことばにまとめることはできないようです。切れ切れのことばを漏らす間が極期です。妄想をきちんと話すと妄想の再燃や体系化と取られがちですが、これは回復の一過程であると考えました。

このように考えていくと、そもそも症状というのは病気を推進しているだけなのか、結果的にそうなっているのか、生体の回復の側にも属しているのではないかと考え直したくなります。そんなにはっきり線引きできるのかどうか、こういう疑問を私は持つようになりました。しかし、あまりそういうことを考えると私自身が混乱します。どちらかといえば回復推進的（抗病的）あるいは疾病推進的（起病的）というところで止めています。どちらかが副作用とみなされるわけです。かなり経ってから気づいたのは、作用にはそれと逆方向の（回復を打ち消す）反作用が伴うことがしばしばあるということです。グラフにはっきり出ることもあります。しかし、物理学の場合と同じく、作用点と反作用点が違うから、作用と反作用の法則があっても、ものは動くわけです。面接による治療、アートセラピーその他のハイフンセラピー（これは英語でハイフンをつける治療法で園芸療法、音楽療法、その他です）も反作用点が作用点から離れているという見地から見直してはどうでしょう。

妄想を論理的に反駁しても無効なのは、ひょっとすると作用点と反作用点が近いからかもしれません。また、自己免疫を考えると、抗病力あるいは回復力にそういう疾病推進的な面もあると考えてみる必要もあるでしょう。

患者さんがよく訴えるのは、いわゆる幻聴です。どうも幻聴は一種類ではないようです。発病前は、非常に多数の人の声がざわめいているが何か捉えられないという状態がしばしばあります。私の友人たちが「頭の中が忙しい」「頭の中が騒がしい」と言っている状態です。中には「その中からことばを拾う」という人もいて、これは偶然の一致ですが、私も「ノイズを拾っている」と述べたことがあります。電子工学のことばがよく通じます。割と電子工学が好きな人の率が多いような気がします。「時々ノイズを拾ってしまうところがありますね」と言うと認める方がいます。その後、誰かの論文にもありましたね。

私は患者さんから、発病時の体験を「非常に大きな、音とも光ともつかないような大きい音が自分の中から出たのか外から出たのかもわからないという瞬間がある」、あるいは「天と地の間が裂けてしまうという感じ」と聞いたことがあります。これがもし特徴的なものだとすれば、いちばん純粋に病に近いのではないでしょうか。基本的な何かが破綻し、崩壊するということです。

もちろんその前は純粋に病的過程が進行しているとは申しません。さらに、純粋の「生体の耐性（の変化）」があります。ある患者さんは電子工学の大学院の時に発病してとうとう慢性になってしまいましたが、「実は高校生の時から幻の声を聞いていました。何が違うのかというと、私の耐性、耐える能力が下がってきたのです」と言いました。子供の時から幻の声を時々聞いているという人もいます。河合隼雄先生は「中学校時代は比較的さまざまな精神症状、スキゾフレニアに通じるような精神症状を見ながら、まるで跡形なく済んでしまう人がいる」と述べています。私は二、三例しか記憶にありませんが——。そのように、発病前も純粋なスキゾフレニアとは言えません。純粋スキゾフレニアは発病の瞬間だけかもしれません。

3　「病的過程は回復過程の開始である」

フロイトはスキゾフレニアを診ていませんが、シュレーバー症例論の中で「デメンティア・プレコックスの発病とは、その回復過程の始まりでもある」と書いているはずです（私は長く読んでいませんので）。デメンティア・プレコックスとは当時のスキゾフレニアの名称です。こちらが深読みしているのかもしれませんが、なかなか深い意味があります。

「病的過程は回復過程の開始である」ということばには、それ以前のほうが非常に苦しいという含みがあるのかもしれません。初診時に「実は私は病気ではありません」と言う方がよくいます。するとと私はたいてい、「ほう、そうすると生まれてからこうかね」と言います。大体はそのときは返事をしません。その次に、「ええと、こうなる直前には何がありましたか」と聞くと、「失恋しました」などとぼそぼそ答える人もいます。「病気になる前に戻りたいですか」という問いに「戻りたいです」と答える方は一人も経験していません。「いや、あれは嫌です」と言います。「そうだね、精神医学というのは病気の前よりもよくしなければならないから難しいのだよ」と手前みそのようなことを言って、「だからやりがいがないこともないのです」と加えます。そしてご家族にも、「たとえ見栄えは前よりよくなくても、安定した状態に移すことが私たちの仕事なので、病気の前に戻っていただくということではありません。それは大変つらくて、いつ病気になっても不思議ではない状態のようですから」と伝えます。

ですから、病気の前の、非常に嫌な状態に戻りたくないという気持ちは大体共通している本音ではないかと私は考えます。フロイトの言った「発病の始まりは回復過程の始まりである」も新しい光をもって眺め直されるのではないでしょうか。

4　幻聴と妄想――治療における工夫

たとえば先ほど取り上げかけた幻聴ですが、極期の幻聴は生涯の記憶に残るトラウマのようです。しかし、体験した人から「あなたの書いていることは大体において当たっているけれども、一つ書いてないことがあるので一晩俺のところに泊まりにくるなら教えてあげよう」と言われたので、泊まってきました。その秘密は、「発病のときの恐怖に比べれば幻覚や妄想は何ほどのこともない」ということでした。

私の先輩たちは「非常に深刻な内容の妄想あるいは強迫的な幻覚を訴えるのに深刻味がなさそうに見える。あれは言っているだけに近いようなことではないか」と語っていました。一部分はことばに抑揚がないから深刻味が伝わらないということもあるでしょう（うつ病の場合も同じだとヴァルター・シュルテが指摘しています）が、発病時、天地がひっくり返り、内と外とがわからなくなるような体験が一瞬にせよ普遍的にあるとすれば、「それに比べれば幻覚だって世界の一部しか喋っていないし、妄想だって世界の一部だから世界全部が覆るようなものに比べれば何ほどのことはない」と言われれば納得できることではありませんか。そこに幻覚や妄想の抜けにくさがあるのかもしれません。最大の危機に比べれば、それは誘惑的でさえあるのです。さしあたりの避難所です。ある患者は「幻聴や妄想のある間は不愉快だけれども、幻聴や妄想が始まるのではないかという不安だけはない。幻聴や妄想がない時には、それがいつまた始まるかという不安だけはある」と言いました。この快活で友人とも談笑しキャッチボールをする少年が来院しなくなり、一カ月後にその自殺が遺族から伝えられた時、私は自分の迂闊さ、鈍さを責めました。

以来、私は時期をみて「ひょっとして幻聴（主に幻聴です）が消えるかもしれないけれど、いくら幻聴でも長年親しんだものがなくなるとさびしいよ。君は消えても大丈夫？」と言い、「大丈夫です」と言っても、「本当に大丈夫？」と何日かを置いてくどいくらい尋ねるようにしています。永年幻聴下にあった人には、幻聴のないのは未経験の状態に近くなっているかもしれませんから。

私はアートセラピーを主にしてきたといっても、ことばやしぐさを軽視しているわけではありません。絵はことばを成長させるよい添え木なのです。ことばは一時に一つのことしか言えません。ことばの一直線性、一次元性と言います。頭の中が一斉に叫び出したような状態に対してことばは鎮静力があると思います。ちょうど幼稚園児がわらわらと庭に散らばっているのを「一列に並んで、一列に並んで」と保母さんが声をからして号令しているような働きが言語化にはあるのかもしれません。ことばはそういう利点があるのです。だから、私は独語には建設的な面があると思っています。

第二は、意味は一つであるということです。幻聴は安永浩先生の本に、「非常に自由連想的な時期がある」とありますが、そういう時期は比較的早く過ぎ去るようです。全体としてくり返しになってきます。くり返しというのは予想外がないから安心できます。スキゾフレニアの幻聴は非常に単純であって、くり返しと言外の意味が多いです。「殺す」というが、「どうしてあなたなのか」と問うても、「でも真実だから仕方ありません」です。「それは何かの混線ではないか。あなたをなぜ名指しされていると思うのか」と問うても、「でもそうだから仕方がありません」と答えます。もっとも「君は世界中が噂しているほど偉い人か」「ＣＩＡにそれだけつけ狙われるほどすごい人なのだね」と言うと、一寸恥ずかしそうに「それほどではないのにどうしてでしょう」と答えるのがふつうです。「そうです」と胸を張った患者はついに一人もいませんでした。私は「不思議だねぇ」と言い、彼は「不思議ですねぇ」と言います。これで十分であったことも少なくありません。続いたら「まだ誤解されているねぇ」「不思議だねぇ」「どこかからみたら君は偉いのかもしれないよ」

「大勢の中の一人とどっちが楽?」と時々訊いて、答えを求めません。これを誇大妄想が底にあるとおとしめたくありません。最後のプライドです。諺テストで患者の好きなことばに「溺れる者は藁をもつかむ」とあります。藁を取り去るにはそれだけの手続きが必要です。

幻聴は無人称というかゼロ人称というか、主語が誰かはわかりません。外山滋比古という英文学者が「日記の主語はゼロ人称である」と述べています。一人称というのは外に向かって私と主張するわけですから、内に向かっての主張はなるほどゼロ人称でしょう。

そして言語には単純化、貧困化という作用があります。これはフロイトも言っていますが、夢がそうです。夢の豊かな多義性はことばにすることによって貧困化します。

最後に言語は、因果律と深く関係しています。因果律というのは合理化でもありますが、妄想はすべて因果律のことばで表現されているといっても過言ではありません。「なぜかわからないけど」と付言する人はまだごく初期です。

たとえば$E=MC^2$という数式があります。エネルギーは質量に光速度の2乗をかけたものであるというアインシュタイン数式ですが、数式と言語は厳密には一緒ではありません。どちらかが原因でどちらかが結果であるかのように表現してしまうのが言語です。数式は同時にすべてが与えられていて、何が原因で何が結果だとは言っていません。

因果律というのは一種のもっともらしさで、われわれは因果律から抜け出すのがたいへん難しいのです。因果律は非常に単純なものの間にしか証明できないのではないでしょうか。たとえば一つの感染症が成り立つ時も、たとえば腸チフス菌が原因で腸チフスができるというのは他のいろいろな条件を捨ててしまって、病原菌だけに注目したときに初めてそうなると私は思うのです。実験しても小腸のリンパ球の源であるパイヤー板の壊死はマウスには起こらず、菌血症だけです。狂犬病のように一発必中のようなものはよほど人間に馴染みのないウイルスでしょう。スキゾフレニアという失調を起こしても、絶望的だとは私は考えません。

私は団地に住んでいますが、夜中に子どもが錯乱し思い余って私の家の門をたたく母親がいました。近所ですから往診して手持ちの薬を出します。錯乱している場合は一応私なりに抑えて、そして「私は医者でこの薬を飲んだらあなたが今まとまらないものがまとまるだろう」と伝えます。「第一、ゆうべは寝ていないのではないか」と尋ねると「二、三日寝ていない」と答えます。「明日か、ぐっすり寝ているのだったら、明後日、そうでなければ明日私のいる大学にいらっしゃい、ちゃんと話をつけておきますから」と伝えて、誰か信頼できる医師に予め頼んでおきます。

こうすると非常に予後がいいのです。私には「この患者はこんなによくなったと自慢するとその患者は悪くなることがある」というジンクスがあるので、具体的には言いませんが、とにかく診てくれた私と同じ大学のスタッフが「何でこんなによく治るのか」と驚いているのです。十数年後もお元気のようです。ご家族が町内の人に話してられるので驚きました。

東京都精神医学総合研究所の山本健一先生が私の仕事に注目して下さり、お会いしたことがあります。山本先生は「まず動員されるのはノルアドレナリン系で、次にドーパミン系。順序があるのだ」と言います。それを伺ってなるほどと思ったのです。システムだって一斉に叫び出すのではなくて順序があります。「その順序は一般にストレスを被った個体と同じではないですか」と聞くと、「そうだと思う」と言われました。

先生によればノルアドレナリン系だけが稼働しているときはオーラップ（ピモジド）がいいそうです。オーラップの効果は人によってかなりまちまちで、「こんな苦しい薬は飲めない」と言われたりしたので、実際私はあまり使わずにきてしまいましたが……。私の患者さんで、兄なり姉を私が診て、それで信頼して下さったのか、若い弟妹が失調化しかけたときにすぐ連れてくることがありました。これは非常に治りが早く、予後がよいです。こういうことがあるものですから、四八時間以内だったらと勝手に設定していますが、後腐れなく治るのではないでしょうか。たとえ四日のスキゾフレニア的状態でも経験的に八カ月までは油断なりません。もっとも、お正月にかけこんで来られた方ですが、四日で消えましたけれども、この人は学者でしたから七カ月から講義を再開されましたが、「七カ月と八カ月は違いますね」と私に言いました。

八カ月というのは私が学生時代、病理学で習った、身体の傷が完全に有機化つまり瘢痕治癒が完成するまでの期間と一致します。偶然の一致かもしれませんが、生体の持つ定数の一つかもしれません。覚えやすく、とにかく私は「八カ月までは用心するように」と伝えます。また、このように治っても、「免疫はないので生活のゆとりを大切にして睡眠をしっかりとって下さい」とも申し添えます。

このところ早期に退院し、早期に治療から離れる人が多いので、長期的にどうなるかわかりませんが、私の経験が幻でないとすれば、生体に基礎を置く系の治療がそもそも早められるかどうかについて、私は少し懐疑的です。むろんその間入院させておかなければならないという意味ではありませんが。ただ治療関係がしっかりできない間に退院すると後が続きません。関係をどうつけるか、信頼をどう勝ち取るかです。もっとも、例外的に信用してくれた方の場合でも起こるものは起こります。三〇年後に再発する方もいます。

この女性はたまたま往診したのですが、座敷に突っ立って怒っていてまるで青い炎が後ろに見えるかのようで、お不動さんみたいでした。しかし、私の顔を見たら二回目に会うのに、信用して注射を受けてくれました。外来で維持して、一度三〇年目に「あの時みたいになりました」と電話があったので、「薬が手元にある？」「セレネースが少しあります」「飲んで眠れるかどうか明日電話して」「はい」で翌日は消えていました。そういうこともあり得ます。薬は完全に切るというのではなくて、梶原景時の「逆櫓の構え」というか、常備薬として持っておくことを勧めます。二日に一回、週に一回服薬してもらうこともあります。亡くなられた神戸大学の甲状腺機能障碍の名医は、正常化しても週に一度チウラジールを飲むようにという指示をします。「急性の甲状腺シュープのときは氷で甲状腺を冷やすとともにかくしのげます」ということを言える名医なのです。こういう方が私は名医だと思います。精神科で氷に当たるものは何でしょうか。私はとにかく往診して身体診察をして睡眠確保に持っていきます。嘘みたいですが往診して話しているうちに「三日眠れない」

患者が眠ってしまいました。三日間飲みに飲んだ薬がどっと効いたのでしょう。困ったのは私で、一間の独り住居のアパートの鍵をかけるわけにいきません。冬の寒い深夜で暖房はない。レインコートをかぶって一夜を明かしましたが、あんなに夜が長かったことはありません。まぁ「医者を処方した」のでしょう。

なお、往診は相手の土俵で私の診療を隈なくみせる機会なのでよく研修医を連れて行きました。ベテランの医師が車の運転ができない私に付き添ってくれることもありました。しかし、この時は私独りで、タクシーも帰していました。

そのように幻聴も妄想も、ことばはことばの持っている利点と落とし穴が絡み合って、どちらが副作用とも言えないという状態にあります。ただ相手が非常に孤独なときには電話をずっと聞いていることもあります。午前三時頃、「幻聴がうるさくてどうにも眠れない」という電話がかかってきました（私の電話番号は患者仲間が伝え合っているようです）。私は「もちろん、幻視もあるだろうね」と尋ね、彼は「はい」と言って滔々と「今見えるもの」について話しました。三時間も聞いたでしょうか。私が「ところで幻聴は？」と尋ねると、「あっ、聞こえません」「いや、聞こえてきました」。再び聞こえるまでが三秒でした。私は「じゃ、おやすみ」と言い、なぜか彼は電話を切って、そのまま再びかかってくることはありませんでした。

幻聴もいろいろあって、私の若い時の同僚が幻聴を聞こえるまま書かせたのです。そうするとだんだん荒っぽい字になってきて、「殺す、殺す、殺す」が「殺せ」になり「殺すぞ」になり、そして鉛筆をパンと投げ捨てたのであわてて止めたそうです。何人かの人に聞いてみたら、「殺したいやつの一人ぐらいいる」という人はけっこういます。殺さなければいいわけですが、ただ殺意の内容の自己所属感をなくしたら、そういうことばになるかもしれません。ですから、幻聴を紙に書かせることは非常なマイナスです。

私は今述べた他にもいくつかの方法を使っていますが、おおむね臨機応変で、もう忘れました。うまくゆくと、一つは、だんだん緩やかになってきます。つまり、「殺す」というのが、たとえば「お前はゲイである」「またしくじった」とか、何かそういうふうにだんだん緩やかになっていきます。もうこれでいいと思ったら、「君の考えていることとどれぐらい距離があるか」と尋ねます。これはタイミングが早すぎるとよくありませんが、そう聞くと、「いやそんなに違いません」という方がけっこういました。思い出すまま、少し、挙げておきます。この人は色に置きかえていきました。ひととおり幻の声を聴き終わってから「ところで君の好きな色は?」「ありません。いや青だけかな、がまんできるのは」「それは大変だね」というふうですが、（スクリッブルをしてもらってから）「塗ってみる?」（青だけしか使わない）「黄色はあたたかい?　冷たい?」「あたたかいです」といった問答をしているうちに、なぜか許せる色数が増え、二年ぐらいたって、嫌いな色も幻聴もなくなりました。音楽に置きかえるのはうまくいきませんでした。「音楽が鳴っている間は自分がなくなる」と語った人がいます。

よく語るのは、「そんなに君を悩ましているものだから、もちろん夢にも出てくるよね」とタイミングをみて聞くのです（この「今だ！」という感覚だけはうまく表現できません。やり直しがきくようなことでセンスを磨くしかありませんでしょう）。答えはまず「いや、出てきません」「では夜（眠っている時）のほうが楽なのだね。しかし、それにしても不思議だね」「不思議ですね」「出てきたら、消える前兆かも。消えても大丈夫？　長年馴れ親しんだものと別れるのはさびしいよ。ホクロ一つとっても一生後悔した人がいるよ（同僚の患者ですが実際に自殺しています）」といった問答の後、しばらくすると「あ、入ってきました」と報告します。聞いてから「ところで昼間は？」「あ、聞こえません！」という場合が多いのです。

例外は三人あって、一人は昭和天皇が「殺せ、やっつけろ」と言うのです。この人は海軍下士官の父君が「陛下をお守りするため自衛隊に入れ」と言い、そのために入隊したのですが、陛下をお守りするために入隊した人などまわりにいません。二、三カ月後に発病して、私のところに来た時はもう発病後何十年以上経っていました。初めは包丁など持ち出して警察が出動したこともあったようですが、私が診た時は「いくら陛下でもそれはあんまりです」と部屋を閉め切って、包丁をもって踊っていたと本人は言います。私は、理由は省きますが中国の留学生と相談して、ある漢方薬を加えました。そのうち、昭和天皇が亡くなりました。私は（ダメでもともとと思って）「陛下が亡くなられた。今どう言っておられる？」「もういいではないか、和解しようと言っておられます」「そうか、君もほっとした？」「はい。しかし、こんどは松下幸之助が三億円やると言ってくるのです」。私はあまり話が合いすぎるのでできすぎた話だと思いましたが、陪席医師もちゃんと聞いています。この患者は満三年目に一週間くらいで急変して、いばっていたのがにわかにへいこらする人になりました。舌をみると実証から虚証に変わっていました。ところがしばらくして、来たことがなかった兄弟たちが揃って現われ、礼を言って、別荘に連れて行ったりしているというのです。生活保護をもらっていて、鼠の走る、月一万五千円の一部屋に住んでいた人にそういう兄弟がいたとは！　大勢の兄弟の中で一人だけ戦後の窮乏期に当たって学歴が低い人を二、三人診たことのある、その一人でした。

精神科に入った頃妄想や幻聴の話を延々と聞いて、どうしてこの人が胃潰瘍にならないのか、円形脱毛症や高血圧を起こさないのか、つまり身体的ストレス反応をなぜ起こさないのか、非常に不思議に思って身体をよく診察しました。その結果、実際は身体が反応を起こしていても気がつかない、あるいは当直の医師がその場その場で薬を出して記憶に残っていないということがありました。看護日誌が頼りになりました。

それから、幻聴は聴覚で、それは警戒感覚ですから、微細な音ほど人を驚かせます。別の方ですが、神戸の震災後、この方は、非常に音に敏感になってしまい、「屋根の上を人が走っている」と言ったりしました。木造の家はきしむものですが、その音をひろっていらしたのでしょう。震災後まもなく夫君を亡くしたこともあるのでしょう。二人の娘さんも信じていたようです。団地の人で、自治会の防犯部長が、毎晩午前二時に玄関に「今日はいませんでした」と紙を二年間入れ続けました。当時、副会長だった私は昼間に「相談に来る」形で訪問しました。初めは門の前にしか入れてもらえませんでしたが、だんだん、家屋の周囲を廻れるようになりました。二年くらいたったある日、花の鉢を持ってお礼にこられました。薬のなかった時代、共同体はこういうことをしていたのかもしれません。七五〇軒の団地で、七、八軒そういう家があります。一家が信念を同じゅうしている家も二軒あり、城砦をつくっています。しかし、自治会長（女性）は四時間くらい話を聞いてあげるのがよいと言います。やさしい夫君が受けとめておられるところもあります。

こういう警戒感覚は視覚にはありません。新潟大学時代の飯田真先生は視覚性幻覚について報告していますが、意外に数が多いようです。ただ安永先生のことばを借りれば、「見えるものはだいたい反対を向けばもう見えないのだから、幻聴ほどこわくない」となり、脅威は少なくなります。文化性かもしれません。インドは視覚性幻覚が多いそうです。三千世界が目に見えるまで修行する国ですから、当然そんなこともあるでしょう。

もっと積極的に置きかえたある患者さんとは、いろいろな話をします。私はあまり病気や症状の話はしません。というのは、それは患者の中の精神交互作用でふだん病気のことばが中心になっているからです。患者さんはしょっちゅう考えています。考えて、考えて、考えているわけです。子供がやはり一生懸命ものを考えています。子供はあどけない夢みたいな世界に住んでいるわけではないと思います。患者さんは考えているのですが、こちらの質問が病的だと、病的体験が中心になってしまいます。「幻聴はどうなのか」と聞かれたりします。幻聴を聞くときは、「そんな幻の声は君の生活を何パーセントぐらい邪魔しているかね」という聞き方をします。相対化するわけです。

「何パーセントか、頭に浮かんだ数字を言ってごらんなさい」という感じです。

だから、私は患者さんのひいきの野球チームや好きな食べ物、そういうことを割と知っています。そういうことをまぜて聞いていくと意外に重要な情報が得られます。身構えていなくて油断しているからでしょうか。おおっというような感じで「あなたそうなのか、それでは……」と聞いていくと意外なことがわかります。

もう一つはアートセラピーです。何か絵を描くこと、それ自身にも意味がありますが、ものをまとめていきます。絵がまとめられなくてもことばは一見まとまっているように見えるという境界例の人は結構います。そういう人の治療があまり実らない一つの要素だと思いますが、それよりも絵についての説明が意外なことばを引き出します。鳥の絵を描いたとき、「この鳥は羽を温めているのか。もう飛び立ちたいのかな。もう十分温まった感じですか」と聞くと、「もうちょっとです」とか、そんな会話をします。

5　スキゾフレニアの患者は百パーセントのスキゾフレニックでない

患者さんが治って戻ってもらうのは日常茶飯事の世界であって、仮にフロム゠ライヒマンの言うように芸術家になってもらい、ハーマンが言うように、トラウマの患者がフェミニスト運動に身を投じることが一番いい治り方であるとしても、そんなに多数の人を芸術家やフェミニスト運動家に仕立てるということはあまり現実的ではないでしょう。

こんなことを考えていて気づいたのですが、薬をぱっぱっと決めていく場合には三分診療のほうが決めやすいようです。生活の話を聞くと薬がわからなくなってきます。薬は若い人に「何がいい？」と聞くようになりました。私の若い頃はとにかく何年と入院している方がいましたから、薬の効き方をゆっくり見るチャンスがありました。今はおそらくそうではないでしょう。二週間ごとだと私には薬で冒険ができません。よほどの時に「明日よかったら来て下さい」とか、とにかく自分が安心だと思う期間以内にします。全員にしていたら体が持ちませんから、どうしても平凡な処方になります。

山口直彦先生は共同研究者、共訳者、相棒、相談相手ですが、彼が四〇分から四時間ぐらいの知覚変容発作を報告しています。男子例は私の名古屋時代にいたのですが、山口先生に話したら、「いやそんなのは何人も経験している。ただスキゾフレニアは発作がないということに学界でなっているから、あまり注目されてないのでしょう」と語ります。しかし考えてみたらスキゾフレニアは突然ある状態が始まって突然終わったりします。これはオイゲン・ブロイラーの本に書いてあります。四〇分間ぐらいそういう状態になって知覚異変が起きたりします。調べたら恐怖であったり、心身症的であったり、見られ妄想だったりと、いろいろな症状があります。それに対してデプレッションはゆっくり始まってゆっくり終わるとされてきました。これは必ずしもそうではなくて、一晩寝たらうつになっていた、あるいは一五分ぐらいでうつが始まってしまったと最近は言われています。

山口先生の知覚変容発作の他にもいろいろな発作があります。知覚変容一つだけではばらばらですが、いろいろな発作の合計はかなり一定なのです。積算グラフを書いてみるとだいたい直線になります。時々勾配が変わりますが、変わるときに悪夢を見ます。このグラフは「プロセス」の影かもしれません。積算グラフとしては、ランダムにコインを投げた時には似ていなくて、素数の積算グラフによく似ています。ただ、素数の積算グラフは少しずつ勾配がゆるやかになって下方に向かうのですが、変曲点があって、むしろそれをきっかけに勾配が急になる点が違います。比較的単一な例外状態（症状のある状態）が続いて、セパゾン（クロキサゾラム）でほとんど即座（一五分くらい?）に消え、睡眠期間を越えて翌日に持ち越すことはありません（例外は恐怖発作だけです）。セパゾンを使わなくても自然睡眠で消えるようです。午後四時から多く、午前に起こる人は一人もありません。また初発の際は確実になくて、再発後一年くらいから現れた例が一人あります。おそらく初発後の例と思われるものは一例で、彼は初め自転車で人ごみをすり抜ける時に起こったのです。「微分回路」的な認知が、この行為の最中に賦活されたのかもしれません。山口先生の病院には慢性患者が多いので、先生の報告例は慢性患者ですが、必ずしもそうとはいえません。また、すべての患者がそうだとは思いません。あまりに多くの現象があり、二一種まで数えたけれども、分類ができず、期間もはっきり確定できなくて、グラフにとうてい書けなかった例もあります。こういう例がむしろふつうなのでしょう。ただ、午前中というのは私の診た限りでは一人もなく、午後四時から七時に集中します（ただし、夜間大学に通っている例では夕方から夜中までにずれ込みます）。

ではなぜこういう短時間交替がありうるのか。似た問題として、蕁麻疹は一様に同じものを食べたのに健康な皮膚とそうでない皮膚とがあるのか。一般に皮膚病は全身を覆うはずなのに健康なところと健康でないところとがあるのかが、学生時代の私の疑問でした。私は、健康なところが残っていたらそこから再生する可能性がある、一様にやられたら再生するチャンスが減るのではないか、四〇分なら四〇分なりに病的なものを凝縮したら健康な時間を体験する、健康な時間も体験し得るという点で有利なのではないか、と思ったのです。もっとも、この落差がつらいとはその患者と結果的に別れる時に聞いたことばでした。この患者が野球見物、友人とのキャッチボール、喫茶店へ行く、家庭でも元気な子と、発作のない時は全くふつうの大学生だったのです。初診の時、私に泣いてすがりつくように助けを求めたことは、入学直後、運動部に入った祝いのコンパで酩酊して発病したこととあいまって、私は診断をためらっていたのでした。こういう例は診察を受けていない例に何例もあるのかもしれません。

つまり幻覚を聞いているときはこれ以上恐ろしいことは起こらないと思っているのかもしれません。幻覚が自然に消えた場合はそうでもないのでしょうが、最初、特に薬で消した（と医師も患者も思っている）場合、薬をやめたらまた起こるかもしれないという恐怖があると思います。では患者さんは薬をなぜやめているのだということになるかもしれません。なるほど半分は薬をやめたことが治ったことであるという一種の社会通念というか、思い込みがあります。しかし、その他に薬で治っているのは本当の治りではないという人もいます。

そういえば、ある患者はある時から「絶対に薬は飲まない」と宣言し、私に会いに来て薬は拒み、ただ号泣して帰るということがありました。彼はたいへん男らしい男と自分で思っていたようです。「あの時、ついに実在に触れたと思った。薬を飲むと楽になるけれど偽の自分だ」と言うのです。「だから苦しくてもがんばる」と宣言しました。こういう時、私は自分が落書きのような絵を書くのですが、この人の時はいつも静かな海の中の崖をめぐらした島で燈台が一つあるのです（別の患者では怪獣や非現実な建物や秤（私がバランスを保とうとして描いたのでしょう）になりました。この方はベテラン患者で「方々で絵を描かされたけれど医者の方が絵を描くのは初めてだ」と言いました。一度、私は無理に静かな島の絵を描こうとしたら気が狂いそうになりました。この人は一四回を限って面接を引き受け、一四回目に続けるかどうか話し合うことに決めていましたが、途中でドロップアウトしました）。こちらが絵を描いてどうなるのだと自分でも思いましたが、少なくとも自分の逆の転移はわかるという人もあるでしょうし、治療の場の雰囲気がわかり、そして、私の表情は少なくともそれに応じたものになるでしょう。島の絵の人の場合、しばらく来なくなり、どうしているのだろう、生きてるかなと気になっていました。一年くらいたって、待合室の隅っこに女とも男ともつかない長髪のお下げ髪の人がいるのです。よく見たら彼です。「どうして来たの?」と聞くと彼は「昔通っていた茶店が懐かしいからちょっと寄ってみたというところです」と言いました。女装は医者には処方できない方法で、彼が自分でみつけたのです。そういうこともあるのです。強いて言えば医者を処方しているとしか言えません。相手は規則的に会いにきたのですから。彼はウエイターとか、そういう職業をアルバイトに選んでいました。どこかサービスする仕事が彼を惹きつけていたのでしょう。

患者さんは一生懸命何か求めているようです。そして何人かはなぜか知らないけれど治ったらしい。生きているのかどうか心配していたら年賀状が舞い込んで、「今どこそこの大学に行っています」「税理士になりました」「今子どもが二人います」という年賀状が何十通か来ます。少し反抗的な時期のあった人のほうが多いかもしれません。もっとも受け止め方にもよるでしょう。そういうケースがけっこうあります。これはがんの自然治癒と同じで期待できることではないでしょうが、ただあまり早く予後を決めつけてはいけません。何かわれわれにはわからない要素、あるいは女装という、その人だけにしか通用しない要素もありえます。

そして、何年という遅延効果もありえます。私は入院二〇年以上外泊なしという患者十一人に二年アートセラピーを毎週続けたことがありますが、一人も稔りある結果を得ませんでした。しかし、その病院から、四、五年後に私の診ていた患者には好ましい方向の変化があるという報告がありました。この強固な妄想はさすがに一生ものではなかろうか、とか、ひょっとすると生きていないんじゃないかという方々からでもです。この手紙をいつの日か書こうと思い続けてこられたのかなというのもあります。また、頭の中で五年働き続け、その人を動かしていた「キカイ」が一夜でとれたこともあります（本当にとれる時は、他のすべても変わります。服装から表情まで）。ですから、慢性患者が改善してきた場合も、何代か前の医師の努力が今稔っているのかもしれません。

時間となりました。私は二〇〇八年三月三十一日で精神科の臨床の場から去りました。これが最後の講演でしょう。御清聴ありがとうございました。最終講義と同じく「スキゾフレニアの患者は百パーセントのスキゾフレニックでない」と申し、そして、「まだまだわからないことがたくさんあり、少なくとも有害なことをしなければ現状よりもさらによくなるだろう」ということを以て結論とします。

本日の話で、まだまだ「私たちは大洋を前にして渚で石を拾っている子どもにすぎない」というニュートンのことばで、言わんとしていることが少しでも伝わればと信じます。

（二〇〇八年）

Ⅱ

国内外の精神医学の動向一端

講演名としては、「国内外の精神医学の動向」といたしましたが、今回は、アメリカに限定して講演させていただきます。

アメリカの精神医学は意外に新しいのです。APA、つまりアメリカ精神医学会のマークはベンジャミン・ラッシュの顔がかいてありまして、ラッシュがアメリカ精神医学の開祖みたいに思われていますが、ラッシュはとても近代の医者とは思えない人であり、万病は一つであり、そして、薬は一つだけでいいと言っていました。その薬とは、甘汞《かんこう》（水銀の化合物）でした。

近代のアメリカ精神医学はどのように始まったか、最初にできたのは精神病院です。アメリカの精神病院がヨーロッパの精神病院と違うところは、ヨーロッパの精神病院は歴史が古いですから、フランスは主に修道院、ドイツは主に刑務所から「精神病院」がスタートしたとエランベルジェ先生は書いています。そこでは、世の中の変わった人とか、それから世を捨てたい人とか、それから働かない人とか、犯罪者とか、それから売春婦などが収容されていたわけです。このような状況は、だいたい、フランス革命まで続きました。イギリス海軍は、ナポレオンの艦隊と戦って勝つわけですけども、水兵の徴兵の仕方が、プレスギャング（強制徴募）というのですが、港町に行って強そうな青年を拉致して、船倉に閉じ込めてほかに生きる道はないとあきらめさせて水兵にするという方法ですから、非常に精神障碍者が多く発生しました。それで、ロンドンのベドラムという最古の精神病院は、一時、海軍の精神病院になっておりました。ところが、アメリカの精神病院だけは、フランス革命以後に精神障碍者だけをケアするという考えのもとにできました。つまり、最初から精神障碍者だけを収容する病院を作りました。だいたい、十九世紀の中ごろまで、米国の精神病院は非常に活気があり、ボランティアも多く入り込んでいました。そして、退院する人が半数を超えました（二十世紀の後半でも、米国の精神病院はそれだけの退院率をあげていません）。このような状況が止まった時期は、南北戦争の時代です。南北戦争は、よその国の内戦ですから、私どもはあまり関心がないかもしれないけれども、十九世紀最大の戦争であって、一つの戦闘で何十万という死者を出している恐ろしい戦争です。イラク戦争そっくりだと記載する本が日本でも出版されています。これは米国の経済を、非常に疲弊させました。ですから、南北戦争以後、それまでの退院率は半分を超えていたのが一〇パーセント以下になります。そして、拘禁中心になり、ボランティアは入らなくなりました。北アメリカにはインディアン国家がたくさんありましたが、アメリカ合衆国はそれとの条約を次々に破棄して併合しました。フロンティア精神というのは、要するに南北戦争後の米国の「窮乏状態」の結果の米国の西進行動であり、それが、ついには日本の浦賀にも及んだのです。

米国の近代医学の始まりは日本よりも遅い。米国は移民の国ですから、世界から医者が来て、歯科学と麻酔学とは、その時代でも米国医学がまず非常に優秀になった分野でした。脳外科も同様です。近代医学の「構築モデル」として誕生したのが、ジョンズ・ホプキンス大学で、一九〇六年、日露戦争の翌年です。

日本の医学部の近代化は、一八七〇年ぐらいに、もうすでにデザインができていました。京都大学が第二の大学としてできたのが、ジョンズ・ホプキンス大学の誕生より少し前です。ただ、日本とアメリカと違うのは、日本は臨床も基礎もドイツから学びましたが、アメリカは臨床はアングロサクソン、イギリス、スコットランド、カナダから学びました。そして、基礎医学はドイツから学びました。このような事情は、アメリカと日本の医学の体質を決める上で、大きな別れ道になったと思います。日本では、〝フランスとイギリスの医学は患者に奉仕し過ぎる〟というような相良レポートがあり、ドイツがよいということになりました。

アメリカの精神医学は、アドルフ・マイヤーから始まりますが、彼は、もともとスイス人であって、スコットランドで病理学を研究して、精神病院にまず、病理解剖医として勤務して、精神科医になった人です。彼は「メンテーション」という考え方で、一元論的な考え方でした。これは身体から中枢神経系の方に向かうほど、だんだん自由度が増しメンタルになってくるという考えでした。これはイギリスの神経学者ジャクソン流の考えです。ジャクソンは、腱反射は単一の反応だけど、上へ行くほど反応が複雑で自由度が高くなるといっていました。これが、米国の精神医学の出発です。この直後にアメリカ精神医学教育全体に粛正の〝なた〟を振るうのがエイブラハム・フレクスナーという人物で、これは野口英世の先生だったサイモン・フレクスナーの弟です。

エイブラハム・フレクスナーは、米国の精神全医学校を全て調査をして、レポートに書いて、米国の医学教育は「全然なっとらん。医者のレベルは極めて低い。こう改革すべきである」というフレクスナー・レポートを出しました。フレクスナーは暗殺されかけるぐらい、米国医師会に憎まれたそうですけれども、連邦は大胆に、第一次大戦中、サリヴァンが入っていた医学校も含めて、レベルの低い医学校はどんどんつぶしてしまって、一九二〇年代の医学校整備時代を迎えます。野口が受けた医学教育が非常に低いとか言われていますが、彼の先生であるフレクスナーも似たような教育しか受けていません。

その頃までの米国の最大の問題は黄熱病であって、少し前のフィラデルフィアであるとかバルチモアは、黄熱病に冒された町でした。野口が黄熱病の研究に取り組んだのは裏の事情もあって、ロックフェラーの不正の名誉挽回のために研究所をつくったということであります。だからこそ対象が脅威の黄熱病なのです。

一九〇六年にフロイトとユング、フェレンツィも加わって東部のクラーク大学に招かれました。この時からアメリカでは、精神分析こそ最新の精神医学であると思われ、アメリカの精神医学は精神分析学をもって正統とみなすとされました。ただし、医者以外は精神分析を行ってはいけないという形です。一九二〇年ぐらいまでフロイトのもとに行った医者は、カーディナーというＰＴＳＤ

の研究の先駆者とか、ほんとうにわずかな人です。サリヴァンはウィリアム・アランソン・ホワイトという人のお弟子さんですが、ホワイト自身もそれほど分析がわかっていたかどうかわからない。本で勉強したのでしょう。ついでに言うと、ホワイトは東北大学に精神分析学を持ち込みました。その弟子が、次期東大教授候補ということでしたが、米国に留学した彼が殺人を犯しました。結局、米国の裁判で終身精神病院禁錮という決定を下され、日本では、これが非常な不名誉とされ、彼を「返せ」という運動を盛んにします。最終的には生涯、精神病院から出さないという条件で日本に連れ戻され、松沢病院で一生を終えられました。入院中は自由に勉強はしていましたが、歴史にもし、ということがあるならば、彼の「ピストルの弾」が日本の精神医学を少なくともかなり変えたことになります。

急遽、かわりに東大教授になられたのは、北大の内村先生で、これはシュピールマイヤーの弟子ですから、脳病理学者です。そして、一九五〇年ぐらいの米国の精神医学の状態というのは、精神病院中心です。無差別にそのころ、日本も精神病院の病床数を五万ぐらいから二五万ぐらいまで急速に増やしましたが、患者を野放しにしてはいけないということで、ジャーナリズムを使って「野放しなしキャンペーン」をやりました。そのときに、よく諸外国は、公立病院であるから非常によろしいとか、日本は私立が中心であるから悪いとの「評価」がありました。しかし、米国の公立精神病院の当時の実態は、ことに当時の米国ナース界を引っ張っていったヘルダ・ペプロウの伝記を読んでいると、とても褒められたものではありません。だいたい、六千床にドクター二人という現実には最高裁から改善命令が出ました。日本と違って、よい食事を提供するというのがよい病院であるとなっていましたので、患者さんは、ほとんど退院しない状況になりました。これはヨーロッパでも、「完全に治らなきゃ退院しない」ということが条件ですから、だいたいの病院の隅には墓場があって、そこに葬られていくのが実情でした。

アメリカは、精神病者の抹殺はしませんでしたが、ロボトミーを大々的に取り入れたのはフリードマンです。彼のことをペプロウが記録に残していますが、フリードマンを院長とする州立精神病院では、院長は、その病院の王様みたいでメスでなくてアイスピックを持って、記録によれば、患者さんの右の眼窩を突き刺して前頭葉を破壊していたそうです。さすがに消毒はしていましたが、その結果として「その病院は非常に静かな貴婦人のような人たちがいる、美しいけれども死んだ世界であった」と、ペプロウの記録に書いてあります。病院によって治療方法は違いますが、どうも病院長は一家が病院の屋上のペントハウスに住んでそこを支配していたようでした。

ナースも、資格をとる前から精神病院に勤めるというのが普通でありました。それが一九五〇年代のことですから、ケネディが一九六三年に精神病院の大開放を実行したのは無理もないことだろうと思います。また、ケネディのお姉さんが精神発達遅滞と言われていますが、実際は、統合失調症であったとの意見もあります。なぜなら、クロールプロマジンが処方されて、病状が一挙によくなっていますから。当時のケネディ大統領は、すっかり薬を信用することになりました。大開放によって六五万床あったアメリカの精神病院は一五万床に減りました。ただし三年間、つまり大統領の任期中にやってしまうことになりました。彼は、六三年に暗殺されますが、林宗義先生は、これは二〇年計画でやるものだといったけれども、アメリカはそういうことはできなかった。大統領の任期は二期八年ですね。その間に業績を挙げなきゃいけない。その代わりに全米に精神保健センターをつくって、そこで開放治療することにしました。日本と異なり、米国でもカナダでも、保健所、つまりメンタルヘルスセンターでは治療も行います。しかし、私は直接、カーター大統領夫人の演説を七七年に聞きましたが、センターでの開放治療は最終的には実現しなかった。理由は、患者が来なかったというのです。米国は「病名告知」ということを、そのころから非常に重視していましたので、遅発性ジスキネジアまで告知しなくてはいけない事情もあってのことでしょう。カーター大統領夫人は、「精神保健関係の職員は信用されていない、むしろ、クリスチャンの協同体が信用されている」と言っていました。しかし、どちらも目覚ましい成績を挙げなくて、私は林宗義先生に、バンクーバーシステムは日本では大変もてはやされているけれども、それに匹敵するところは米国に何カ所ありますかと質問しましたら、彼は、考え込んで、サンマテオ郡の精神保健センターかなと言いました。私は、そこに行ったことがあります、サンフランシスコの南部に広がる最高級の住宅地です。また、早期退院させて患者の自殺は多くありませんかと質問したら、林先生は、「実は自分もアメリカの大学教授をやっていたときに、退院後一年間の自殺を調べたけれども、結果は発表しない」ことにしたと言っていました。それをどう解釈するかは、お任せしますけれども、「開放すれば良い」というものではないと思います。

プロザックが発売されたときも、確か『タイム』の表紙には、「プロザックが発売された」ということで患者が「踊りまわって喜んでいる」絵を載せましたけれども、これだけで解決するような問題ではないだろうと思います。アメリカでは、非常に病棟が少なくなり、結果としてその跡に患者が住み込む状態となりました。

米国が精神分析を基本としていて、多くの開業医がいて、知識人などは自分自身の担当の精神分析医を持っていると、最初、私は聞いていました。しかし、それはごく一部であったようです。やはり、二度目、三度目の再発になると、いかに裕福な人でも州立精神病院に送り込まれるようです。サリヴァンのケースセミナーに出てくる州会議員の息子さんの場合もそうでした。また、ゼルダ・フィッツジェラルドの夫は「夜はやさし（テンダー・イズ・ザ・ナイト）」という小説で非常に有名になった人ですが、この奥さんも、最後はロボトミーをされています。一九六〇年代の米国での精神科医療の光と影は非常に対照的です。

私は、米国の学問に対して、「よくやる」という気持ちを持っていますが、最後は個人です。米国で修業してこられた、日本で非常に有名な方（土居健郎先生）に、実際に尊敬できる治療者はアメリカで何人お会いになりましたか、と質問したことがあります。先生は考え込んで、二人だけと回答しました。どういうところが足りないと思ったかお聞きすると、言葉を文字通りに受け取って、そして感情を読まない。これは、書いてもおられます。私も米国人の患者を診た経験からそう思います。

大開放が行われたのが一九六〇年代です。その後どうなったかというと、これはベトナム戦争の反戦運動と重なってきます。それから、フラワーチルドレンという世界になってきます。つまり、反精神医学の世界、あるいはカルトの世界、スピリチュアリズムの世界、そういうものが一九七〇年代に米国をカバーします。フリードマン・カプランという有名な教科書の一九七〇年代の出版には、最後に、「超心理学的精神医学」という章がありまして、この立場に立てば、スキゾフレニアの症状は全部現実であると書いてありました。そういう時代だったのです。だから、DSM－Ⅲが出てくるのはそれなりの理由があったわけです。この時代はDSMの準備時代でもありました。

そして、その一九七〇年代に頑張った精神科医が、今でも米国の精神医学をリードしていて、その次の人材が続かないのがアメリカの悩みと聞きます。米国の精神医学界に詳しい人によれば、二十一世紀に入っても、依然として人材が入ってこないということです。

DSM－Ⅲができたのが一九八〇年ですから、ここにいらっしゃる方でも、精神科に入ったときにDSM－Ⅲがもうすでに存在していたという方が半数を越えていらっしゃるのではないかと思います。しかし、あれは非常に読みにくいものであって、それは無理ないのです。WHOのICD－8なんかよくできている方なんですが、それでも、つくった人たちに聞いてみますと、形容詞一つをこれにするかあれにするかで法律を作るように四、五時間は議論するということでありました。だから、すらすらと読んで頭に入るものじゃない。これは一種の「申し合わせ」なんです。確かに、精神医学の診断学はほうっておくとどんどん拡散します。ロールシャッハでも、エクスナーがロールシャッハ・システムズを書いたのはやはり同じ動きであって、ロールシャッハの解釈が拡散し過ぎたのでこの辺で締めておこうというものです。しかし、エクスナーシステムもまた広がりつつあります。

これは日本国憲法にいろんな解釈が出てくるのと同じで、診断学の運命みたいなものです。ただ、DSM-Ⅲは、出してみたら世界的な反響があって、中国まで受け入れたのです。その出版が現在のアメリカ精神医学会の収入を大きく占めているせいもあって、グローバリズムの波に乗って、DSM-5ができたらICD-11を併合してしまおうという意見もあります。この辺はさすがアメリカでありまして、同じアメリカ精神医学会からDSM-5というものがどうあるべきかと。そのアジェンダ（研究行動計画）が、二〇〇二年に出て（『DSM-V研究行動計画』黒木・松尾・中井訳、みすず書房、二〇〇八年）、それが一応、アジェンダの最終版で、『DSMのジレンマ』という本も出ています。ジレンマのほうを言いますと、遺伝学の研究あるいは画像診断などで研究すると、DSM-Ⅲ以後はカテゴリーというのがあります。つまり、平たく言えば、普通なら疾病というところを疾病とまでは言い切れないので、ディスオーダーといって、それをカテゴリーにまとめて、幾つのうち幾つを満たしたらこれはスキゾフレニアと名づけるとしました。

じゃ、気分障碍のカテゴリーとスキゾフレニアのカテゴリーとの間には、どこか、何か線が引けるような、すき間があっていいわけでしょう。これが、疾病という、病気というものが実在性を持っているしるしです。ところがそれが見つからないのです。極端に言えば、一枚のじゅうたんかエッシャーの版画のもっと複雑なもので、この辺は鳥かと思ってだんだんこっちに来たら魚になってくるとか、そんなふうではないかということが表に出てきたわけです。

DSM−5の出版は予定から、かなり遅れています。最近の情報では、二〇一三年に出版されます。そして、作成の段階で「カテゴリーという概念を撤廃しよう」という意見も出てきました。この点は、アメリカでは極端な動きがあり、すでに神経症と精神病の区別を撤廃しました。DSM−Ⅲでは一切の理論によらず、記述だけで、ディスオーダー、障碍を定義するという立場になりました。「障碍」とは「疾病」(disease)より一段格下のようです。今度は、それを実行した結果が、カテゴリーというまとまりがどうもなさそうなので、幾つかの軸、ディメンジョンズを挙げて、それがたとえば境界例性何パーセントとかスキゾフレニア性が何パーセントというふうにしようじゃないかという意見も出てきます。カテゴリー派とディメンジョン派が今、対立していまして、カテゴリー派はどちらかというと今や保守派です。それは、カテゴリーを撤廃してしまったら、今までの研究との連続性がなくなってしまうではないかと考える人たちです。

しかし、ディメンジョン派になると、これは、すごく面倒になるので、何の何性が何パーセントということを言っていたら、実地医家はそんなもの使いこなせないんじゃないかという意見もありました。しかし、パーソナリティ障碍を問題にする人はディメンジョン派です。それから発達を問題にする人もディメンジョン派です。これはいわゆる正常との間に線が引けないことを踏まえてのことでしょう。だから、アスペルガー・ディメンジョンが二パーセントぐらいの人はかなり存在するというようなことになってくるのでしょう。

一方では、ここからが病気であるという線引きも任意なのだから、臨床的に問題になるレベル以下(サブクリニカル)のものは幾らでもあるということになってきました。日本の精神科診療所はアメリカではサブクリニカルというものを見て、予防的な貢献をしているのかもしれないと思ったりもします。

アメリカの診断基準でものすごく新しくするのに、これに反対する意見はないものもあります。病気は個人に限らないとして、親子関係障碍とかあるいは夫婦関係障碍とか、関係障碍という概念は出てきたようですね。夫婦仲が悪いのは全部関係障碍ではないと注意してはありますけれども。ただ、こういう診断基準については、作成した一九七〇年代の人で、アンドリーセンというスキゾフレニアの研究者もそうですけれども、彼女は「こんな化け物みたいなものつくったわけじゃない」、これは絶対的な疾病に当たるものではなく、申し合わせであると言っています。とにかく、「ヒポクラテスから読み返せ」というようなことを、今年の『スキゾフレニア・ビュレティン』に書いています。もっとも、それに対して、「DSMによらなかったら『アメリカン・ジャーナル』に論文を採用しないと決めたのはアンドリーセンではないですか」という批判もあります。ただ、これが学会だけの問題でなくなってきたのは、精神科医に限らず米国の医療構造が非常に変わってきたからです。

三〇年前はアメリカの精神科医に会うと、非常に忙しいのは保険の査定員とのやりとりが大変だからだと言っていました。時間の三分の一は査定員とのやりとりに費やされていたそうです。たとえば、「なぜ三週間も入院させているのか?」、二週間で退院できるはずじゃないですかと言ってきて、保険会社は一週間分の治療費は払いませんという回答があり、言い争いになりました。それが三〇年前です。ところが、それが変わってきたわけです。どういうふうに変わってきたかというと、アメリカの主要な病院は生命保険会社が所有してしまいました(実は日本の大病院の中でも、これは保険会社とは必ずしも言えませんけれども、買収がかなり進んでいるという話です)。そういう形になってきたので、今度は医者の方では反論できなくなったわけです。なぜなら、ある生命保険会社に入るということは、その生命保険会社の指定する病院で、そこに雇われている医者に診てもらうことになる。そのときに、治療の方法というものは生命保険会社によって費用対効果によって決められているわけです。ですから、医師はもう論争はしなくても良いのですが、マネジドケア、つまり管理ケアという生命保険会社が決めたベストの治療法に従って実行するのが現状らしいのです。

それが日本の将来に出現するかどうかということは、私はわかりませんが、とにかくアメリカの精神科医に直接、面会したり、また、間接に会って話を聞きますと、アメリカのようになってはいけないと言われました。これは、自分たちが好んだ結果ではなく、「敗北した」ということを医者としては考えているみたいです。

それから、アメリカでは、無保険の人が多いです。生命保険というのは、ずっと払いつづけないと無効になります、死ぬまでの期間払いつづけられる人は一応中流階級ぐらいの人ですから、非常に安定した企業に就職した人間だろうと思います。そして、統計学的にも、かなり米国の会社が病院を支配していることは事実です。

製薬会社が昼食を用意するのは、アメリカの病院のすべてらしいです。日本では今のところ学会のランチョンセミナーだけですが。ただし、ハーバード大学だけ、自主的にはやめました。しかし、他人の飯を食いなれると、自分で出すという気にはならないものらしくて、スポンサーを見つけてきて、どこかの財団から昼食を出してもらっているそうです。これは二年前の情報ですけれども、こういうところまで外国の医学を学ぶ必要はないでしょう。

去年の二月ぐらいですが、『医学界新聞』という医学書院から出ている新聞が、初めて向精神薬の批判を載せたんです。これは、相当な勇気が要ることだったと業界ではうわさされていますが、ご承知かどうか、アメリカ人の二五パーセントは気分障碍であって、気分障碍の薬は、かなりドラッグストアで手に入るそうです。これはまた、自分で勝手に薬を買って飲むのにセルフメディケーションという美しい名前をつけています。メラトニンなんかは日本では持ち込みも禁止ですけれども、アメリカではドラッグストアで買えます。その辺は果たして良いことかどうか。人口の二五パーセントがほんとうに気分障碍なのか。そういう意味では、DSMというシステムは、実際にはいい方向にばかり使われているとは到底言えないのではないかと私は思います。

アメリカの誠実な医者たちが、「われわれの轍を踏むな」と私たちにはっきり言ってきたことを、皆さんにもお伝えしたいわけです。

最近のことですが、精神科の病気ではなく、一種の自己免疫の病気が原因で、関西の大学に勤めているアメリカ人の教師が、不幸にも亡くなられました。彼は非常にきちんとした人で、受けた医療のレポートを叔父であるアメリカの内科の大学教授宛てに書いていました。それが亡くなってから、遺族の手で叔父に送られました。大学の内科の教授の返事の内容は、「日本の医学に感謝したまえ」でした。アメリカでは、経済的な理由だけでもこれだけの治療はできないというのです。米国は、ご承知と思いますけれども、医療費は医師が勝手に決めることができるのです。カナダはそうではありません。日本もそうじゃないですね。勝手に決めることができるとどうなるかというと、一つのスキャンダルはエール大学病院の場合で、エール大学で産婦人科の手術を受けた人が、治療費を支払っていないうちに利子がついて、確か家が差し押さえられたのです。それで患者さんは、住居から放り出されました。さすがに新聞が記事に取り上げて、「こういうことでいいのか」と訴えました。しかし、エール大学は「もう債権は債権処理業者に売ったので、無関係である」との回答でした。そういうことが実際にあるのです。

今、司会している山口先生が、十数年前に、県からの派遣で米国の医療事情を視察に行かれました。下層階級の人は歯が抜けたままでした、なぜなら歯科の治療費が高いから受診できないのです。「歯の治療ができる人というのは相当の収入がある」と私に話してくださいました。私は、学生時代に『ニューイングランド・ジャーナル』を購読していました、その中で、医療裁判のところをよく読んでいました。「ある医療裁判であまりに高額な医療費の請求であるという内容で訴えたところ、結果は勝訴した」という稀な例を一つ読んだことがあります。その裁判長はよほど腹に据えかねたのか、どういう医療行為をやったかを詳しく聞いたのです。質問の内容は、「ガーゼを一枚あてがったが、ガーゼは何ドルであるか。あてがうという行為は何ドルであるか」ということでした。そして、どう足しても請求した額にはならないということを判決としていますが、そこまで裁定できる裁判官ばかりではきっとないのでしょうね。

日本で司法研修生を三倍ぐらい増やすということが行われました。法科大学院をいろんな大学が作りました。これは、医療訴訟の増加に備えての対応と思います。日本側からの憶測と言われるかもしれませんが、米国の弁護士もそれに参加したいという感じはあったかもしれない。ただ、実際にそういうことが起こるとしても、破産する人が続くだけかもしれないとは思います。

それに対して、防衛精神医学というのがあって、訴訟を絶対起こされないようにする医学というものが、今、裏医学としてあるようです。早く開業して、収益を得たらあと老後をどこかの湖にヨットを浮かべて過ごすというライフスタイルを、ひところ前の医者がしていたようです。私に何とサリヴァンのことを聞きに来たアメリカの研修医がいまして、どうしたかと言ったら、奥さんがちょうど日本に、交響楽団の公演に来るので、ついでにあなたに会いたいと言われる。僕は会い、手紙をしばらく交換していました。アメリカのレジデントは確かに住み込みできついですけど、夫婦でも住み込みですよね。四年を経たら開業しましたという挨拶が来まして、僕はびっくりしました。

研究者になろうという医師は非常に少なくなって、アメリカ精神医学会の会長さんを務めた方が、一九八二年か三年ぐらいに、限られた日本の精神科医を集めて、アメリカ精神医学の現状を「くそみそ」に言って憂さを晴らしたことがありました。なぜか僕もその中に入っていました。まず、一九八〇年代になってから、精神医学に何の魅力もなくなったと言っていました。したがって、精神科医になる希望者が四分の一ぐらいになった。そして、優秀な者は来なくなり、フィリピンやベトナムの医師が永住権をとるために精神病院に勤めるようになった。この話をアメリカに詳しい友人の精神科医に話しましたら、「いや、ベトナム人やフィリピン人の医者に診てもらえる患者は幸せである」、彼らは「とにかく話をまじめに聞くからね」ということを言ったので、ものにはさらに奥があるなと思いました。

アメリカは医師を粗製乱造した時期が一九七〇、八〇年代にもあります。それは外国の医学校を卒業して米国の医師資格をとるという方法です。日本でも西太平洋医科大学をマリアナ群島あたりにつくろうという動きがあったように、うわさには聞きましたけれど、実現はしませんでした。そういう人たちの存在が明確にわかったのは、カリブ海のグラナダとかいう島を、米軍が急襲したのです。何か反米的な動きがあったからでしょう。その時にアメリカ市民権を持った、アメリカの医科大卒の医師がたくさん、そこに入国していました。またイタリアも随分、アメリカの医師を引き受けたと見えて、ボローニャ大学は医学史上は輝かしい大学なのですが、一九八〇年代ぐらいには「ここに困ったアメリカ人医師が多くいる」という、芳しくない内容の「名前」を授けられていたようです。

現在のアメリカでは少し変わってきて、精神科医の数がどうも減っているらしいです。統計に接していませんが、研究者や大学教授はどうしているんだと思うと、これはほとんど外国からの移民であるそうです。そういえば、「これどう発音するのだ」と質問したら、トルコ人だったそうですが、研究者の中にはそういう人が増えてきました。

日本の医学教育と医師研修をめぐって、その裏には六〇年間、水面下の確執があったということですが、これは言ってしまえば昭和十三年に厚生省ができたことから始まります。日本では、それまでは厚生省は内務省の医務局であったので、本来は医者の取り締まりだけをやっていたわけです。ですから、斎藤茂吉の日記を読んでいますと、患者さんが近くの線路へ飛び込むたびに彼は呼び出されて、東京市から叱られていたのです。彼は、短歌ばっかり詠んで病院におらんじゃないかということを言われたようですが。医務局が独立したのは、昭和時代の不況の時期で、そのころは東北地方に飢饉が起こって、「急行列車に子供が群がって、駅弁の残りをちょうだいと言っている」（写真が残っている）現実もある時代でした。それから、日本の兵隊の体格が下がってきたわけです。これは、日本軍としては「不利な状況」であり、それで厚生省が発足しました。

私が知っている昭和二十年代と言えば随分前ですけど、そのころの厚生省（厚生労働省なんていうのは最近の名前です）のリーダーたちは、ソ連の医療統制を一つの理想にしていたように感じます。私はまだ学生でしたから、学生の感じかもしれませんが、ソ連だけは医療は、教育もその他すべて、厚生省の管轄で、文部省に当たるところの管轄じゃなかったのです。むろん、医療は全部国営でした。国立病院だから外国の精神医療は「良い」という人もありましたが、いずれにせよ、そういう動きはソ連の崩壊とともに、表面からは消えました。私は厚生省のすでに亡くなられた高官と議論をしたことがありますが、医学教育の中での研修もその他も、全て厚生省のものであると言っていました。文部省は医学教育をやっているつもりかもしれないけれども、我々から見れば建物を貸しているだけであるということです。それは厚生省の立場から見ればそうかもしれない。これは、大学をどう考えるかということに関わってくるわけですけれども、大学というものは、三〇年前は産学協同というと、もうそれだけで蛇蝎のごとく嫌われ、さらには研究そのものも否定されました。今は産学協同というと非常に良いことであるとされています。むしろ起業しない大学教授などはその資格がないということになっております。

それだけではなくて、私なんかは今から考えると牧歌的な大学教授生活を送ったなと思うのですが、大学は最近はものすごく書類が多いんだそうですね。大学が官庁並みになったのかもしれません。文部省が関わる医学は随分問題もありましたけれども、統制するという考えはあまりなかった。

ソ連というところはおもしろいところでありまして、政治的に差しさわりのない地味な学問がけっこう伸びるのです。たとえば土壌学とかですね。それから、神経学が非常に伸びたのです。しかし、精神医学には手をつけなかった。ソ連の精神科医というのは役人で、官僚でしたね。それでもモスクワ学派とレニングラード学派はパブロフィアンで、最後のイワノフ＝スモレンスキーは八十幾つまで生きて、五冊ぐらいのスキゾフレニアの本を書きました。だれも読まないので憤死したということになっていますが、憤死はともかくとして理解されないままです。パブロフのお弟子さんの仕事の中には、イギリスに受け継がれ、それからアメリカにも受け継がれて、ゴールドバーグという人の翻訳、最近出ていますね。前頭葉に中心を置く研究ですが、決して無視はできません。

ソ連医学の教科書は何を使っていたと思いますか。英国のマイヤー・グロス、アンダーソンという名教科書をロシア語に訳して使っていたのです。他に医学高等学校があって、シベリアの奥地なんかには、高卒で医師の資格を持つ人がいました。その教科書だけはロシア語ができる珍しい精神科医が翻訳していますが、さすがの彼も、これはクレペリン以前であるというのを後書きに書いています。今のロシアの精神医学は、全然私はわかりません。何か出ているのかどうかも知らないです。

ソ連がまだソ連圏の支配者だった時代、必ずしも国際雑誌はモスクワから出ていなかったですね。私は昔、ウイルスの研究者でしたけれども、ソ連圏を中心として、ウイルスに関する国際雑誌はプラハから、つまりチェコスロバキアから出ていました。そして、別刷請求には「必ず英語版で」と書いてあって、ロシア語は不要と書いてありましたので、やっぱり内側ではあまり尊敬されていないなと思いました。

最後に、じゃ、日本はＤＳＭで統一されたかどうかということでは、少なくともおつき合い程度には皆さんやっておられるだろうと思います。日本以外でも、看護の世界では必ずしもＤＳＭじゃないですね。しかし、何とか看護に反映させようとしているということは、私、知っております。

山口先生と私とが書いた、およそＤＳＭから遠い看護の教科書が日本で使われているわけですから、このような経過を聞いたら使わなくなるかもしれませんけれども。同時に、一九七〇年代、スキゾフレニアは日本だけがとにかく学園紛争の中でそっと集まりながら研究していたのであって、それが東京大学出版会の『分裂病の精神病理』でした。他にはこんな研究はみられませんでした。それから、土居先生の『方法としての面接』とか、あるいは神田橋先生の「コツ」シリーズとか、あるいは私の著作も、おそらく他にはないものです。この日本の精神医学はある意味ではグローバル化した精神医学への対抗文化《カウンターカルチャー》であると言えないこともないだろうと思います。

アメリカではやはりナースの世界も一つのカウンターカルチャーであります。アメリカの精神看護学をリードして、最近、九十歳近くで亡くなったペプロウさんというナースがずっとサリヴァンの教えを引き継いでいます。生きている姿は一回、二回、見ただけらしいですが。ずっとサリヴァニアンで、米国の精神医学では、「サリヴァンはもう存在しない」なんて言いますけれども、看護学は、ずっとサリヴァンでありました。実際、私が看護の教科書を最初に書いたときは、「そうだからあなたに書いてほしい」ということを、日本の看護関係の外口玉子先生から言われたものです。

物事は単純ではないし、幾つかの力が絡み合って進んでいるので、ＤＳＭ－５だって本当に出版できるのかと思うくらいです。今度、僕はＤＳＭ－５のアジェンダを翻訳してしまいました。ただ、さすがに最近のことをよく知らないものですから、最近まで九大の助教授で、今は、肥前療養所の研究部長になられた黒木俊秀先生に全部見てもらって、「助言」をいただき、術語も統一しました。

とにかくこれをもって私がＤＳＭ派に改宗したなどと思わないようにしていただきたいと思います。

こういう批判の本を出すのは、あの国の健康なところです。日本は改革といったらどういうふうに改革するのか問わずに、わっとそっちの方へなだれていく恐ろしいところがあります。日本の無名の人は、だいたいは尊敬しているのですけれども、その弱さというもの、時には恐ろしさというものを感じないではありません。

最後に、日本の医学的伝統というのは、江戸時代二五〇年間、おそらく世界で最も多い医者を維持していたことでしょう。明治元年に、医者である者は名乗り出よと言ったとき、二万人名乗り出ています。そのころの人口は三千万ないでしょう。翌年には、『医政七〇年史』によると一万人に半減しているわけですが、出してみたものの恥ずかしいと思ってやめたのが半分いるんでしょうかね。いずれにせよ、非常に多いし、識字率も非常に高い。それで、だいたいが開業医なのです。御典医というのも、開業していないと腕がなまりますから開業しているわけです。

華岡清洲の塾は、門弟が三千人なのです。同時に三千人おったわけじゃないでしょうけれども、とにかく、医科大学の規模は優に持っています。おもしろいところは、医師資格一本じゃないのです。前のおやじの後を継いで、おやじさんにしたがってやるならば、おまえの村限り認めるという許しから始まって、最後の全身麻酔も含む奥許しは三人しか認めなかったそうです。つまり、相手の腕を見て免状を書いていたわけでありまして、これは本人を知っていなきゃだめなわけです。何かあるシステムが存在したのだろうと思います。幾ら超人的な華岡清洲でも、一人で三千人の面倒を見ていたわけじゃないだろうと思うのです。しかし、そういう力はあった。

建前は、医師というのは士農工商の外に置かれているのです。これは、貧しい人を診察した後に、殿様も診察しないといけないからです。だから、医師は階級の外なのです。ですから、頭を丸めていたわけです。坊さんじゃないのです。坊さんじゃなくて、医は仁術であるというのは、儒教の教養を持った知識人であれということです。医学というのは教養の一つでもあるのです。知識人は医の教養を持っていなきゃいけないのであって、本居宣長はたまたま医者というわけじゃなかったのです。

そういう意味で、日本の診療所の医師というのは、アメリカの診療所の医師とはやっぱり違いますね。対象にしている階層が違います。米国の場合は富裕階級が主だと思います。フロイトでもユングでも、晩年はアメリカ人の患者が、わざわざヨーロッパに来て、ホテルを五年なら五年借り切って分析に通っています。ほとんど趣味の分析ですな。そういうことをやっていたわけで、ですから彼らの晩年の医学というのは、そういう影響を受けずにはおかないだろうと思います。貧しい人をも診ていたのは実はアドラーです。

これで、講演を終わります。

（二〇〇八年）

戦後日本精神医学史（一九六〇―二〇一〇）粗稿

この機会に若干多くの枚数をいただいて過去半世紀の日本精神医学史を私なりに書いてみたいと思ったが、思いの他、長くなってしかも龍頭蛇尾である。もちろん私の履歴、私の角度から見えたものに限られるのはまことにやむをえない。きっと多くの重要な事項が漏れているだろう。なお、業界で通用するものは略称を使う。

1　一九六〇年時の状況

まず、一九六〇年時の状況を展望してみる。私がインターンを阪大病院で終えて医師資格を得、京大ウイルス研究所（生物）物理部助手となった年である。占領時代は八年前の一九五二年に終わり、米国留学組が帰国して、教授、助教授となりだしていた。

一九六〇年当時のわが業界では、間違っているかもしれないが、仄聞するところでは、日本精神神経学会の事務局は東大精神科に置かれ、『精神神経誌』は主に東大か東大出身の教授の主宰する教室の学位論文で占められ、病理形態学的論文の比重が大きかった。学会会長も東大教授だった。東大中心のピラミッド構造が顕著であった（米軍占領下の沖縄が例外で、これは復帰後の歴史をも独自なものとしている）。

西洋医学導入からほぼ一世紀、医学の外国語はなおドイツ語優位であった。相良知安の答申に基づき、ドイツ医学をモデルとした。明治十年代には各地に医学校がつくられたけれども多くはいったん廃校になった。東大の教授陣は幕末に長崎でオランダ医学を学んだ医師と招聘ドイツ人医師より成り、その卒業生をベルリン大学に留学させて開校したのが京大医学部、その分校として出発したのが九大医学部である。このメインラインから独立していたのは、皇室の支援のもとに海軍軍医総監の設立した慈恵医大と陸海軍の軍医学校で、英国医学をモデルとした。なお、京大の今村新吉教授はパリ留学組である。慶大も教授候補の三浦岱栄をフランスに留学させている（クロード・ベルナールの『実験医学序説』翻訳によって日本医学に大きな影響を与えた人である）。

歴史の偶然は、東大教授候補と目される人を米国のアドルフ・マイヤーのもとに留学させていたことで、実現しておれば日本の精神医学の歴史はかなり別ものになっていた可能性が大きい。ところが彼は米国で同僚を殺し、統合失調症と診断されて、精神病院への終生入院を条件に送還され、代わりに若き北大教授の内村祐之が急遽東大に赴任したのである。

米国医学へのシフトを考えた理由は不明だが、第一次大戦に日本が連合国の一員となったことと関連しているかもしれない。ドイツの大御所クレペリンは日本の「忘恩」を怒り、彼を訪問した斎藤茂吉が握手を拒まれている。なお精神科以外では留学先は依然おおむねドイツである。

クレペリン体系を導入した呉秀三の、わが国の精神病者はわが国に生まれたという二重の不幸云々の言辞は有名であるが、その次に、しかし魔女狩りのような殺害はしていないと続くことは八木剛平氏の指摘のとおりである。呉は、別に個人的に小診療所を創設し、患者を丁寧に診ていた。これはエスキロール以来の欧州の伝統である。

岡山大精神科のように生物学的精神医学が独自の発展を遂げているところもあった。また、統合失調症は京大が、神経症は九大が、など「教室のテーマ」がおのずと分化していた。慶大は精神分析、慈恵医大と九大が森田療法を行った。森田療法は、占領軍が日本独自の精神医学として関心を抱いたものである。

当時の生物学的精神医学研究は、一九六〇年代後半に始まる精神科紛争（闘争）によって忘れられているが、たとえば北大の、慢性統合失調症患者の活動ホルモンが早朝に起こるピークを失い、だらだらと一日中出るという内分泌の研究、鳥取大の、統合失調症患者の夢が幻覚妄想でなく寂しい夢が多いが内容は他と変わらないという睡眠研究、岐阜大の、向精神薬が細胞ミトコンドリアを変形させるという電子顕微鏡による形態学的研究などは私でも記憶している。

精神病理学では、京大の、戦時中からの村上仁の統合失調症研究（最近復刻された）、同じく平沢一の、クレッチュマーが挙げている循環気質症例は執着性気質としても読み得るという研究があった。フランス帰りの荻野恒一の精神病理学書は斬新なものとしてよく読まれた。「統合失調症の妄想の主題は共同体からの疎外への恐怖だ」というアンリ・エイの講義中の発言の紹介が記憶に残っている。

群馬大の臺《うてな》弘氏らの提唱する「生活臨床」に基づく、保健婦と大学との連携による地域精神医学は、多くの精神科医に知られながら、当時はなぜか公然たる支持者・実践者は得難かった。

精神医学書の翻訳は、東大グループによるヤスパースの『精神病理学総論』と、村上仁によるミンコフスキーの『精神分裂病』がよく読まれていた。精神医学全書は金原出版の三巻本が通用していた。東大内村教授の教科書は上巻で中断した。

精神医学書を系統的に出版する出版社が現れた。みすず書房は井村恒郎らによる第一次の『異常心理学講座』を完成させた。これは、岩波書店の戦前からの講座ものに倣った分冊式のため散逸しがちであった（後に第三次まで出て中断する）。

精神病理学者が中心になって箱根の勉強会から出発して、医学書院の『精神医学』が発刊されていた。また、九大を中心として『九州神経精神医学』が発刊されるようになっていた。これらは学会誌に対抗する意味と補完する機能があった。

臨床の実態には現在からは信じられないような面と現在も引き継がれている面とがある。

前者のほうが意識されやすい。たとえば外来診療であるが、東大本院の外来は主治医制をとらず、患者が次にどの医師の診察を受けるかは日によって異なった。診察はカーテンで隔てられるのみであった。これは精神科紛争（闘争）まで続いた。分院は主治医制をとっていたが、隔ては事務局が他科と同じカーテンであることを要求された。外来は三人を並べて同時に診察する大学があり、予診を大テーブルの四隅で各組が行う大学、各組が長い机の仕切りに首を突っ込んで行う大学などがあった。私はもっぱら主治医制をとり個別診察室のある大学病院に勤務してきたが、全国でどの程度そうであったかはわからない（私の世代は、自分の属する大学系列の状況を以て全国の様相としがちである。私は系列横断的な履歴を持っているが、それでも限られた展望しか持っていない）。

病院の病棟設計では、中庭様式（半地下）の東大とパヴィヨン方式の京大とが対照的であった。明治以来、東大精神科自体が長らく巣鴨病院に同居し、その延長で、米占領軍が指摘するまで国立の東大精神科教授が都立松沢病院長を兼ねていた。もともとは巣鴨病院に東大精神科があって、おくれて大正時代につくられた本郷キャンパスの小規模病棟は、研究、たとえば薬物治験のために関連病院から患者を集め、治験が終わると病院に戻すということがあった。

戦前の精神（科）病院は、法に基づいて各（都）道府県に一つ設置されるべき公立病院（あるいはその代替とされた私立病院）と、富裕層のための小規模私立病院とがあった。高村智恵子の入院した病院は後者であり、現在に通じる自由度の時もあったらしい。しかし、欧米と違って、数千床、時に米国の二万床を超す公立病院はなく、主に二、三百床の小規模病院であった。この時期、先進性の例に欧米の公立精神科病院が引き合いに出されたが、モデルにふさわしいとはいえない。なお、健康保険はたしか本人全額、家族半額であった。

戦争は患者の栄養失調と結核による死をもたらしはじめ、さらに本土決戦に備えて、精神病院を国有化し、患者を放り出した。都立梅ヶ丘病院は斎藤茂吉が院長だった青山脳病院が接収されたものである。降伏時の入院患者は全国でもわずか一五〇〇人程度ともいわれる。

戦後の精神病院には復員した医師が自宅の一室を改造して患者を一人預かることから出発したものもある。自宅監置（座敷牢）と山村の住民による滝治療は一九四九年に占領軍によって禁止されたが、ひそかに継続されていた場合もあった。私は一九七〇年前後に滝治療を高尾山で目撃している。火事の際に座敷牢が発見されることもあった。

多数の軍精神病院が国立精神病院となった。私立病院は七〇年代もなお増加傾向を示していたが、地方ではどのような患者をも引き受けるが患者収容所的な大規模病院がある県とない県とがあった。この時期の豊橋市民病院の編年史によれば、小規模な精神科の収益が他科すべての赤字を補塡していたとある。現在では理解困難な事態である。

戦前は、欧米と同じく、大部分の患者は入院治療が原則で、かつ入院患者の退院は完全治療を前提とし、多くの患者が生涯を病院で終えていた。戦後は、軍の精神科病院の他に結核病院も国立精神病院として加わった。精神科診療所はごく少数である。自宅監置が廃止されて十年余りになっていたが開放処遇はごく一部であった。退院者は次第に増加していたが、「幻聴を告白すると即刻入院」の原則がなお存在していた。総じて患者は一般に若く、また老人および児童治療はプログラムにさえなかった。この若さには、戦時中の結核および栄養失調死による部分があった。精神科病院における患者の面接は、有名病院でも月一度以下であることがむしろ普通だった。

変化は起こりつつあった。医師の精神科選択の動機が不幸な不治の病者の傍らにいようというものでなくなった。主要疾病から進行性麻痺が脱落して、統合失調症に代わりつつあった。これが一九七〇年代の精神科臨床最大の課題となる。それに先んじて、ジャーナリズムの「患者野放し」非難は終息しつつあったが、続々建設された私立精神科病院には他科の医師が急ごしらえの精神科医となって病院経営に乗り出す場合も少なくなかった。国家試験を占領軍が始めていたが、合格した医師は戦前同様、無給医局員として各地の病院に派遣され、大学で学位論文を完成させて医学博士となり、一部は大学の研究員となるが、他は関連病院に派遣された。要するに大学の医局は徒弟制教育と人材派遣業を行っていた。留学生は、日本船が留学先近くに寄港するのをわざわざ見に行き、日の丸に涙を流すほど稀であった。

看護を大学教育に編入する試みは高知女子大と東大（衛生看護学科）で始まった。前者は特に精神科看護を担う人材源の一つとなった。後者は男女共学の保健学科に改編された。

九大は神経症の治療を教室のテーマとした。群馬大は保健所との連携と外来治療の強化による地域ネットワーク治療を行いはじめた。森田療法は慈恵医大と九大が継承し、精神分析学は性科学という戦前の位置づけから離れて、治療法と理解されるようになった。臨床心理士が心理テストを行い、ロールシャッハ・テストが行われるようになった。ユング心理学が治療として登場するのは河合隼雄の帰朝後で、一九七〇年代に精神医学者を包含するようになる。なお、米国精神医学の影響は占領下から始まっていたが、基本的枠組みがドイツ医学でなくなるのは一九八〇年代である。

診療記録を日本語で書くのは早く始まり、全国に波及した。これは精神科が突出して多かった。精神科病院建築への関心はおそらく茨城県立友部病院から始まっており、そこでは障子の使用など、ソフトな環境づくりが注目を浴びた。そして、国民皆保険の内容が次第に充実してきた。

なお、薬物療法はクロールプロマジンを最初として導入された。初期には25㎎でよく効いたといわれるが、その理由は不明である。

2　一九六〇年以後

一九六〇年は、ポリオ大流行の開始の年であり、このことは日本の疾病構造が欧米諸国と同じになりつつあることを示した。この年はまた、分子生物学の研究と教育が開始された年でもある。総合病院化はなお進行しつつあって、多くの病院が厚生年金などの費用を用いて建設され、それらには中央手術室や中央検査室など、米国モデルの病院機能の中央化が設計された。それに比べれば、東大や京大など古い大学はなお各科の独立性が高く、単科病院の集合という自嘲を耳にするほどであった。二つ以上の科が主治医を出す制度はおそらく阪大の「共観」制度が最初であろう。

一九五〇年代の医師、医学生は、欧米の医学書の海賊版で勉強したが、これは六〇年代ににせ札摘発のための全国印刷所臨検によって消滅した。ただし脳波の図鑑だけは高価なためにしばらく残った。脳波の地位が相対的に低下するのは、各種画像診断の普及と並行し、一九八〇年代以後の現象である。

学生運動は、一九五四年の日本共産党の第六次全国協議会（六全協）における武装路線放棄後、共産党系（通称代々木）と新左翼（通称反代々木）に分かれ、後者はさらに四分五裂したが、一九六〇年初頭にも医学部だけは少数の個人は別として無風地帯であった。しかし、無給無資格のインターン（実地研修制度）に対する不満が、一九六〇年代の急激な医学部自治会活動の激化に点火した。

他方、医師は依然、医局の拘束性が支配的であったが、その低下の徴候は、一九六一年の時代錯誤的な「教室憲章」の発布に対して起こった京大内科一講座の叛乱と、医学部の所属ではないが京大ウイルス研究所の研究委員会結成による講座制の撤廃にみられる。これらの試みの成功はジャーナリズムに対して秘匿されたためである。これらの知られざる「早咲の花」は、一九七〇年代の医学部紛争（闘争）に合流するが、全面的な変化は、一九九〇年代からの卒後研修システムの大変化を待たねばならず、これは卒後研修が文部省から厚生省へと事実上移管される過程と並行している。医局制には同業組合《ギルド》としての拘束性と並んで資本制下の医師の地位維持という両面があるが、医師の特権的地位の低下は、医療の有効性向上の必然的結果である。大正時代の自動車運転士は現在のパイロットと同等の地位だった。

3　一九六六年以後

一九六六年に私は精神科医となったが、一九六七年であろうか、学会で革命的な研究、教育、臨床を語る、新任東大教授の臺弘氏のさっそうたる登場を間近に見ている。事実、氏が最初に行ったことは、臨床では東大病棟の鉄格子の除去であり、また研究では各医局員の研究テーマを問うてこれを批判することであった。しかし、その翌年の「金沢学会」という分岐点的な学会には私は出席していない。

一九六八年は、世界的な学生蜂起の年といわれる。主としていわゆる先進国であるが、その中には中国の文化大革命も含まれていよう。この同時性は、学生が第二次世界大戦直後に生まれ、占領と復興と社会変動の時代に幼少年時代を送ったという共通点が関与しているだろう。私を含む先行世代が、戦争体験とその後の価値転換を経験し、飢えと欠乏を知る一方、優秀な世代の戦死、結核死によって、生き残った者の就職と昇進の機会に恵まれたこともあるだろう。さらに、左翼が、冷戦下の社会主義国家の変転の影響をさまざまなヴェクトルで受けたこともあるだろう。なお、精神科医が運動に参加したのには二つの要因があっただろう。彼らが不正規な形態で働く精神病院は量的飽和に近づき、質的劣悪性が眼に見えてきて、公衆が精神医学に関心を持つに至ったことと、類似の動機による欧米の反精神医学運動の影響があるだろう。レインの『ひき裂かれた自己』（邦訳題名）』の影響も欧米とほとんど同時的である。

東大、京大などでは病棟の占拠が起こり、東大精神科は外来と病棟に分裂した。反面、多くの精神科医は伝統的な「アルバイト」を続け、「精神科医であることは後ろめたいことである」という言辞を広く耳にするようになった。

4　一九七〇年代以後

紛争の時期は、在来型の研究が停止に傾くと同時に、まず精神分析学が市民権を得た。また、古典を含む翻訳が盛んになされ、哲学者、社会学者をはじめ、知的公衆が精神医学に強い関心を抱くようになった。みすず書房はかねてより精神医学書、特にその古典の翻訳によって知識層に精神医学を浸透させていた。一方、最初は小売店として松沢病院隣接地に精神医学関係を網羅していた星和書店が出版を始めた。社長みずからが訳した『精神科医ビスコット』を第一冊として、最初の精神医学専門出版社がここに成立した。現在、学会誌に次ぐ部数最大の精神医学雑誌は『精神科治療学』である。

一九六〇年代から始まり、一九七〇年代を通じて、小さな研究会は、そこここで行われていたが、その一つが育つ形で、紛争下に症例検討会を大学院授業の名目で行っていた土居健郎を唱導者として、東大出版会がワークショップ「分裂病の精神病理」を毎年二月に開催し、その後に出版した。

これは一六年続き、特に、シングルナンバーはわが国の思想界に影響を与えた。発表の機会が他には少なかったために、内容が濃かったのである。

原始蓄積を初期に終えた精神（科）病院は、まず建物を改善し、次いで内容の充実に取りかかった。最初は見当違いも多く、今なおさまざまな点で格差が大きいが、遅れて単位病床当たり医師数も増加した（精神科だけ病床当たり医師数が少ないのは日本精神病院協会が米占領軍に陳情した結果であるが、それにも満たないことが実状であった）。

最初から独創的な精神科病院を建設したのは、私の知る限り、近藤廉治氏の南信病院である。全開放のこの病院は行政が勧告する満床政策を追求せず、つねに空床を準備することによって即刻入院を可能にした。琉球は一九七二年まで米軍占領下にあったが、精神科への偏見が少なく、国費留学生より成る医師団は、東大を頂点とするピラミッド構造を持たず、また米軍は保健所に内科と同数の精神科開放病床を設置し、病床当たり定員はヤマトより多かった（しかし、占領時代より民生を悪化させないという米国との協定が復帰二五年後に切れて本土なみとなり、さっそく離島に常駐していた保健師が引き揚げられた）。

神戸では黒丸正四郎氏の助言によって、数名がいっせいに精神科診療所を開設し、抵抗なく市民に迎えられるようになっていた。経営難によって閉院する精神科診療所は皆無であるという。

東大教授であった臺弘氏は、調布市の山田病院に付設された創造出版社の開設に尽力し、患者による事業の嚆矢となった。

精神科闘争は、東大、京大を例外として、多数のディアスポラ精神科医を生んだが、一部は厚生官僚となった。多くは留学するか、過疎地勤務などを選んで精神医療の地域普及の先鋒となり、この時期、各地に勉強会、精神科地方誌発行が盛んとなった。コメディカル・スタッフの交流が促進された。薬物療法にはブチロフェノンが登場した（ハロペリドールの導入は日本が米国よりも早い）。

5　DSM－Ⅲ（一九八〇年）以後

一九七〇年代の米国はフラワー・チルドレンの時代であり、百花繚乱・百家争鳴、さらに反精神医学の時代であって、標準的な米国教科書にもその影響がみられたが、その陰で、スウェーデン精神医学から学んだ英国精神医学は米英両国の統合失調症診断比較を行い、これらを踏まえて、第二次大戦中に徴兵検査のために作られたDSMを（リューマチのジョーンズ基準に倣った）操作的診断基準とした。

作成任務部隊の責任者にセントルイスのワシントン大学教授スピッツァーが起用された。彼の出発点はヴィルヘルム・ライヒの弟子であって後にクレペリニアンに転向している。極左から極右への転向とでもいうべきであろうか。多軸診断の先駆者はクレッチュマーだが、それへの言及はなかった（臺弘氏の指摘）。米国の専門誌がDSM診断を用いない論文を締め出すことによって、当時の米国グローバリゼーションの一環であることが明らかとなり、また米国精神医学会（APA）に多大の収入をもたらすことにもなった。精神病と神経症の区別を撤廃し、「大うつ病」をはじめⅠ軸障碍を軽症に広げる背後には薬物使用範囲拡大の意図が隠されていたのではないかと最近では米ジャーナリズムからの批判が高まっている。またＷＨＯ作成のＩＣＤ併呑の意図はＤＳＭ－Ⅳになって露わになる（ＡＰＡ文書による）。

カテゴリー化することは人間の思考のほとんど属性である。曖昧で多様な症状を呈する中枢神経系という複雑だが単一のシステムの示す異常を disease でなく disorder と呼ぶことは理解できるが、議論と妥協の産物であるＤＳＭカテゴリーには「イメージすることができない」（中安信夫氏）欠陥があり、コモービディティの濫用と相俟って、精神科医から個々の患者の繊細微妙なイメージ的把握が失われていった。

一九七〇年代に元ＡＰＡ会長でＤＳＭ体系反対者の一人であったジャド・マーマー氏が一九八五年に来日して少数の精神科医にＤＳＭ体系流布後の米国精神医学について語り、精神科医を志望する医学生が数分の一となり、優秀な医学生が志望しなくなったことを嘆いた。その後の米国精神医学はＤＳＭ－Ⅲ作成に関与したアンドリーセンを含む一九七〇年世代（今や七十歳代に達している）に依然担われているが、彼女は二年前、「申し合わせに過ぎないＤＳＭの絶対化は非であり、ヒポクラテスに戻って出直せ」という警鐘を鳴らした。すでに二〇〇二年、ＡＰＡが発行した『ＤＳＭのジレンマ』の序文に「ＤＳＭ－Ⅲによる生物学的研究、特に遺伝学と画像診断学との結果、カテゴリー間にジャンプがないことが明らかとなった」と述べている。

なお、米国の看護学は私の知るかぎり、ヒルダ・ペプロウの影響下にサリヴァニアンの伝統を維持している。わが国ではダブル・スタンダードが維持されて、面従腹背ともいうべきか、公式の操作主義診断学とEBMと、多数の精神病理学、病跡学、精神療法、芸術療法、治療学関係の学会、研究会、雑誌、著作と、江戸時代の農書に比すべき「コツ」、一般読者を想定した精神医学雑誌、当事者の体験記、看護学、臨床心理学、リハビリ学などのコメディカルの学との共存がある。おそらく精神科医のダグアウトの意味での「医局」での雑談の多くもそうであろう（医局に相当するものは欧米にはないようである）。

なお、薬物療法には非定型抗精神病薬が花々しく登場したが、その効果が画期的なものかどうかは未だ断定できない。

現状をカヴァーするものとしていささか長く書いた。多くの欧米諸国も、事情はそれぞれ違うが、グローバリゼーションに関しては同じ圧力を被っていると思う。エランベルジェによれば、米国は一元論に収斂する性向を持っている。なるほど、APAの紋章に描かれたベンジャミン・ラッシュは万病一元論でもあり、アドルフ・マイヤーの「精神生物学」も一元論である。フロイディアンに統一しようとした時代も遠くはない。

6　二〇一〇年以後

ＤＳＭ－５作成の委員会からはスピッツァー、フランセスは締め出され、その発行予定は何度か延期されて、二〇一三年になりそうである。目下の論点はⅠ軸障碍（最近そう呼ばれる）とⅡ軸障碍（同じく）の区別の撤廃（一元論への接近！）、診断基準のカテゴリーを維持するかディメンジョナル（たとえば％表示）かの議論（後者はパーソナリティ障碍と児童青年の障碍担当者が支持）、関係障碍の導入（ほぼ決定、障碍はついに個人を超える）、文化精神医学の導入の是非、性格決定遺伝子を探索し結果を折り込むこと（百ほどの性格形容詞を選んでいる）などである（『ＤＳＭ－Ｖ研究行動計画』ＡＰＡ、二〇〇二年による。計画書としては最後のもの。黒木俊秀・松尾信一郎・中井久夫訳、みすず書房、二〇〇八年）。

第二の要素は、米国のジャーナリズムが、現代精神医学と製薬会社との関係を洗いはじめたことである。非定型抗精神病薬の有効性の過度の強調（ＥＢＭの根拠に影響するだろう）とＤＳＭカテゴリーの軽症への拡張との関係をはじめ、ついに精神科医の品性 integrity が問題にされるに至っていると聞く。『ニューヨーク・タイムズ』を含むこのキャンペーンが激震に至るかどうかは予見できないが、これが対岸の火事かどうか。

一九八〇年のＤＳＭ－Ⅲの到来はいささか黒船のごとくであり、現在、精神科医になった時にはすでにDSM体系が使用されていた人のほうが多くなっているはずである。私にはもう時間がないが、戦後精神医学史は、いずれ、誰かが書かなければならないと思う。これが、その火種の一つとなれば望外の幸せである。

我が国における一九八〇年代以降の若干の積極的傾向をランダムに挙げて、本稿を閉じよう。

(1)患者の高齢化。私が精神科病院の勤務医だった時期(一九六六〜一九七五年)には二十歳代から三十歳代の患者が主流で、老人患者を診ることは皆無に近かった。

(2)精神科医が臨床を重視するようになって、臨床中心の精神科医が市民権を得たこと(!)。医師のかつての自己規定は開業医でも「科学者」であった。

(3)精神科外来の確立(かつては入院が基本であった)。

(4)精神科看護の独立。特に、大学看護部が主流となって大学、大学院レベルの看護研究が行われ始めたこと。

(5)その他のコメディカルの地位、能力、精神科医療に占める比重の画期的増大。

(6)それらが「医療者」と総称されるようになったこと。

(7)精神医療のネットワーク化。中間施設の出現。

(8)災害精神医療の出現。

(9)老人精神医学、児童精神医学の市民権獲得。

（10）女性精神医学の急速な増大。医業におけるセクシズムは大きく退潮した。おそらく、精神医学体系におけるセクシズムも消滅に向かうであろう。

なお、統合失調症でも気分障碍でも、日本では地域差が思われているよりも大きいのではないか。アルコール消費量が同じく高い九州・高知と東北地方で、アルコール症が前者に多いことは長くいわれてきた。重症のカタトニアは東北地方で、気分変化は西南部がいちじるしいらしい。このような文化精神医学的研究は今後の問題であろう。

こう書いてくると、数えきれないほどであり、枚挙はここでとどめる。これらの点においては、すべて「そうだが、しかし……」（Yes, but）と否定的に記述を続けることができるけれども、私はあえてそうはしたくない。私たちが士気阻喪してどうして臨床を遂行できようか。

なお、「統合失調症」への呼称変更は「精神分裂病」の持つ聖性を失わせたのは事実かもしれない。しかし、呼称変更がなければ聖性は維持できたであろうか。あるいは他の要因が関わっていないであろうか。

ただし、「統合失調症気質」（病質）はいただけない。「スキゾフレニア」は三つの呼称候補のうちに挙げられていたから、「スキゾ気質」（病質）は少なくとも許容されてよいと私は思う。

「統合失調症」は、実は、オイゲン・ブロイラーの挙げる「四つのA」に表現された統合の失調に対応すると私は述べたことがある（たとえばAutismusも「自分」と社会との統合の失調とみることができる）。なお、「べてるの家」活動に私はサリヴァンが述べている「患者の秘めている苛烈なユーモア」を生かしたものを見る。サリヴァンは、この発想をほとんど発展させていないのであるが……。

病いの呼称については、「障害」は「障碍」に変えよという患者・家族の意向はもっともであって、「碍子」などに使われている（まさか「がい子」と書いてはいまい）はずである。私はしばらく前から勝手に「障碍」とするように努めている。「認知症」は中国人には認知が高まりすぎるか歪む病いであると受け取られるようである。これは止むを得ないとしても中国人留学生（特に女性）は「破瓜型」はぜひ変えよという。恥ずかしくて使えないというのである。「十六歳」の意味であるというが、実は「女性に限る」と辞典にあるからにはなおさらである。これは中国に倣って「青春型」としてよいのではないか。

なお、医師の特権的地位は、医療の有効性の低さと反比例するので、その消滅は自然の趨勢と考える。しかし、デシジョン・メーカーとしての能力、患者とのコミュニケーション能力は、ますます要求されよう。

（二〇一〇年）

私の世代以後の精神医学の課題

一九七〇年代において土居健郎、安永浩、宮本忠雄、木村敏、飯田真、河合隼雄、中井ら、さらに、それに続く一世代の課題は精神医学と精神医療とをいかに再建するかにあった。今は、その世代にどのように接続するかが課題である。

この時代に先んじた時代にも生物学的精神医学があって、今はむしろ忘れられすぎている。たとえば、慢性統合失調症患者においては活動ホルモンがだらだらと一日中出ているという、諏訪望ら北大精神科の仕事がある。朝、一段ロケットが短時間以内に燃料を噴射してこそ、二段、三段が僅かな馬力で宇宙船を地球周回軌道に乗せられる。当時は、今とちがって、これを臨床につなぐことができなかった。むしろ患者の活動の鈍さの裏付けと読みとった（私は、朝の空を五分仰ぐことを患者にすすめた）。

続く一九八〇年代はＤＳＭ－Ⅲ到来の時代である。紛争解決のために東京大学特別招聘教授となった林宗義は、ＤＳＭ－Ⅲを支持しつつ、社会精神医学的バンクーバー・モデルを提出した。これは神戸の震災後のこころのケアにも適用された。たとえばアウトリーチである。

一九八五年には、米国で早くも現れているというＤＳＭ－Ⅲの弊害を説く元ＡＰＡ会長ジャッド・マーマーが来日して選ばれた精神科医と懇談したが、その指摘が理解されるには四半世紀を要した。当時の私の感想は、精神医学をとにかく面白いものにしつづけなければ、優秀な青年を集められなくて、結局日本の精神医学もつまらないものになるぞというものであった。米国ではＤＳＭ－Ⅲ以後に起こったことだと彼は言った。

もっとも、米国の一九七〇年代はフラワー・チルドレンの時代であって、ベトナム戦争とその余波下に、治療文化も百花繚乱、何でもありであった。レイン（正しくはラング）、クーパー、サズ（ただしくはサス）らの反精神医学はもとより、「真の自己」なるものを探すさまざまな方法が提案された。フリードマン・カプランの教科書は今よりはるかに厚く、第三巻の末尾には超心理学的精神医学の章があって、私を驚かせた。スキゾフレニアの説明がたいていつく、――なるほど。

七〇年代に統合失調症のことを考えていたのは日本だけだったとは、笠原嘉の言である。実際は他が考えるのを止めただけであろう。これに対して日本では精神医学書が哲学者までに至る一般知識人に広く読まれた時代であった。

精神科の紛糾は、精神医療の現実を踏まえたものではあった。さまざまな事実が明るみに出された。精神科医であることは「うしろめたいことだ」と多くの精神科医が口にした。統合失調症治療システムの根本的改善は巨大な挑戦と受け取られた。一九六〇年代においても、「早期発見、早期治療」の「早期」とは発病後三年以内のことであった。

土居、井村、村上、臺《うてな》らが指導し、東京大学出版会、みすず書房などが支援した精神医学再建の標語は「臨床」であった。今から考えても、他に再建のための合意の場所はなかったと思う。研究を否定する人ばかりではなかったが、学会では「それは臨床的であるか」「治療とどういう関係があるか」という厳しい質問の声があがったのが毎度のことであった。

先に述べたように、一九五〇年代、六〇年代にもすぐれた研究はあったが、精神病理学でさえも、「不治性」を暗黙の前提として、いかに「われわれ」と了解不能的に異なっているかを述べ立てていた。

統合失調症の全てが治癒するわけではなく、また、未練がましく再発のたびに劣化することを定義の中に残そうという試みもあったが、私の寛解過程の縦断的記述に対して、「回復過程と言ってよいではないか」という声がかかった。

当時、私は生物学的精神医学会で特別講演をする機会があったが、聴衆の少なさと士気の低さに驚いた。自分のテーマ以外への関心の乏しさが特徴的であった。もっとも、積極的に闘争に参加した人たちの世代には「みそぎ」だと冷やかされながら海外に赴いた人も多かった。

統合失調症にはまだ問題が山積みであるにせよ、ハンセン氏病、結核、がんと同じく「不治」ではなくなった。雰囲気の違いは根本的なものである。一九六〇年代では名のある病院でも入院後の担当医面接が月一回あるのはよいほうであった。

と同時に、統合失調症の持っていた「オーラ」も格段に薄らいだ。端的にいえば、始めから精神科出版に限定した出版社「星和書店」などの出版物から、このオーラは消滅したといえそうである。星和書店から出ている『精神科治療学』という雑誌が季刊からはじめて、現在、学会員に必ず配布される学会誌以外では最大部数となっている。この雑誌は編集委員が定年制であり、査読を丁寧にし、不採用論文のコメントを建設的なものにする方針が当たったといってよかろう。統計専門の委員も置いてあり、編集委員の何人かが私に「委員会の出席が楽しみだ、議論が白熱するから」と語ったが、確かに今、所属をも専門をも横断して現役の精神科医が議論しあう場はこの編集委員会の他にないかもしれない。発刊に関与した者として密かに喜んでいる。

また、統合失調症は、看護、介護はもちろん、当事者の声も盛んになってきた（私は精神医療者も当事者だと思うが、それはともかく）。施設に長期入院している患者の顔の古びたコンクリート壁のような「施設色」も遠くなった。服に染みつく独特の臭気を残す病棟も少なくなった。あの匂いは、不安になった人の呼気独特の匂いである。面接中に呼気が突然匂い始めることがある。

しかし、統合失調症の向こうにみえてきたものがある。「不治」なものはそうそう消えてなくならない。

統合失調症に取り組んでいた時期のうつ病は軽視されすぎていた嫌いがある。「こころのカゼ」の命名も「激励禁忌の方針」も戦術的なものではあったが、その時代は過ぎた。今、うっかりすると薬物使用文化と融合しそうな場合も出てきた。ここではただ私は躁でもうつでもない状態にいちばん不安定性があることを指摘しておきたい。躁うつ両極の状態は比較的シンプルである。家常茶飯をむりなく送るのはある人々にとっては大事業なのである。

認知症は、患者の増加が予見されていた一九七〇年代から行政、ヴォランティアなどで介護先行型の取り組みがあった。今後はむしろ経済的理由から後退期に入るかもしれない。

しかし、精神科臨床医は器質性疾患を専門外として、施設と研究者とに譲りがちだった。少なくとも、その「不治」を前提に置いてきたという意味で、私も反省を迫られることである。現在、都市の精神科クリニックでは、家族をふくめてよい外来治療を展開しているところもある。しかし、『精神科治療学』の今年のある巻頭言に「空床を生じつつある精神科病院を使え」という主張が載った。現在、空床を生じつつある精神科病院は過疎地に立地しているところであり、そこの精神科医も過疎状態である。かつての統合失調症の二の舞いを起こさないようにしなければならない。

臨床精神医学もまだまだ認知症患者その人のさまざまな側面を明らかにしているとはいえない。長谷川式テストはよくできているが、それは主に「三人称の人」（赤の他人）とのやりとりに関するものである。

「私は私の人生を生きてはいない。他人の人生を生きさせられている！」という患者の絶叫を聴いた。しっかりしたアイコンタクトは面接の前提条件なのに「診察の時に顔さえみてくれない」と書いている患者がいた。

パーソナルなこと、たとえば認知症患者の夢を聞いた精神科医はいるであろうか。ぐちゃぐちゃの夢（壊乱夢）がしばしば訪れるのではないか。しかし、それがアリセプトを使っただけで「さびしいけれども普通の夢」に戻ることもある。夢作業は、精神活動の上で覚醒時よりも重要なくらいである。夢だけではない。人の名を、物の名を問うて答えに苦しんでいるとき、イメージは浮かんでいるかどうかを聴くことにも意味がある。本人の情を揺さぶるのはすぐ消すことができなくとも「わかってくれている」という実感である。認知症の告知は、統合失調症とかなり違っている。むしろ治癒のない末期がんの告知に似ている。ただ残された時間が長く単調でいっそう不確定である。「不治」を前提としては、戦わずして負けているようなものである。医学はすべて敗北に終わるといえば、当たり前すぎることであるが、かつての不治の扱いがそうでなくなっている例が多いではないか。敢えて「少しよくなったね」といってみたこともある。たまたま友人たちが見舞いにきていて、「そうよね」と賛同してくれて士気の維持に貢献した。私もこうなると診断のほうがあやしくなるが、もの盗られ妄想を四時間の面接一回と、その後のリスパダール1mg／日で消失したまま、現在五年経ているケースがある。

リハビリテーションの意味も、これからの人生がある統合失調症と少しちがってくるだろう。それぞれの内的資産に水分を与えるということだろうか。

私がもう少し若ければ、統合失調症なみの距離で経過を追ってみたい。統合失調症だって初期の研究は少数の患者について行われている。とにかく、まず、個々人の山の形を知りたい。認知症に関して私たちはまだ霧に閉ざされたヒマラヤ山脈に向かい合っている感じである。

（二〇一一年）

Ⅲ

絵画療法と私の今

二〇〇四年度の西日本芸術療法学会にお招きいただき、歓迎していただいたことは、九カ月経った今なお深く心に残っております。そこでお話ししたことは、どうしても私の仕事のごく初期の紹介になってしまいました。せっかく速記までいただいたのですけれども、読み返してみますと、わざわざ雑誌に載せるほど新しいこともなく、また、講演の場でお見せした多くの絵のスライド抜きでは、どうしても、靴を隔てて足のかゆみを搔く感じがいたします。

むしろ今、ほそぼそとやっていることの体験もまじえて私の頭にあることを少し書くことにいたしましょう。

私はなぜか九州に呼んでいただくことが多く、私のほうは私が「九州プラグマティズム」と名づけているものと私の臨床的な営みとの間には親近性があると勝手に考えております。だから「論文のていをなさず」とお叱りをこうむることもないでしょう。

九州プラグマティズムとは何でしょうか。九州にもいろいろあるぞといわれそうですが、岡目八目で申しますと、現場で実行しながら考え、考えながら実行してゆくということ、理屈がいかにもそうでも「感性の論理」とでもいうべきものが納得しないと受け入れず、逆に「ほんとうらしさの感覚」があればまず受け入れてから考えてみる、というところがあろうかと思います。何よりもそれは非常時に現われます。阪神・淡路大震災のとき、北九州市の医療監（坂口先生です）はただちに神戸市役所に電話していましたが、「援助はもういりません」というその口調に、これはただごとではないと早速チームを組んで現場に行ってみると、果たして、精神保健課にはただ一人の出勤者が、送られてきたファックスの紙の山と鳴りっぱなしの電話の中で茫然と立ちつくしていて、予測どおり「もうお手上げだ」というのが援助辞退の理由だったと聞きました。私は実情がそのとおりだと知っていましたが、北九州の責任者が電話一つでこれだけの判断をしたのはさすがだと思います。こういう判断の道筋を私は「九州プラグマティズム」と雑な言葉で呼んでいるのです。リアリズムというほうがいいでしょうか。これが震災後の支援要望に対する応答の素早さに繋がります。そして、震災後の援助のお礼に伺ったのは九大と久留米大ですが、精神科教授室の簡素さも爽やかな意外でした。九州は大大名が多かった土地で教授室もさぞ豪華だろうと浅はかにも思い込んでいたのです。

さて、絵画療法は、やってみれば楽である。治療者がしなくてもよいと同時に、患者が断わる自由がある。そこがよい点である。断る自由があることをまず告げるのが、ちょっとかしこまった場、特に最初の場だ。毎度のことになれば「もし差し支えなければ」とか「今日いい？」でよかろう。

絵画療法の楽な点の第二は、関与的観察が自然にできることである。関与的観察など達人のすることと間違って思い込んでいる先生もいないとはいえない。ところが描いている現場で絵画を眺めていると、わざわざしようと思わなくても関与的に観察できる。しないでいるほうが難しい。筆のためらい、思い切って描くもの、飛ばすもの、あるところを空白のままに残す決意、それらの場合の表情や姿勢や雰囲気としかいいようのないものが自然に眼に入る。入らなくても自ずと伝わってくる。あ、これを関与的観察って言っていいんだ、なあんだ、と気づく時がやがてくる。描きつつある画に何の情動も覚えないことも、こちらが診察モードになっている限り、ありえない。私も絵画を併用することがなければ今ほども腕のある医師になれなかっただろう。

「プティングの味は食べてみないとわからない」と言っているのは今は流行らないエンゲルスであるが、「異星人にわかるように鉛筆を手で削るマニュアルを書け」といっても同じことである。一冊の本が要るのではないだろうか。

もっとも、学校の図画の時間に嫌な思い出のある方はしてよいかどうか、一度考えてみてからにするほうがいいだろう。「画はさっぱりわからない」という人はどうだろうか。アートセラピーは描いている場に立ち会って「行動の関与的観察」をする。出来上がった画に初めて対面するのとはちがう。筆が迷い、ためらい、そして思い切って描く過程を眺めるのである。患者が独りで描いた画にはさっぱりわからないものもあるが、面接の場で描いた画は「わかる」ことが多い。絵画鑑賞とは違った、生成過程を通しての深いわかり方である。

実際、質問ができる。アートセラピーを「ノンヴァーバル」（非言語的）というのは誤解を招く言い方で、画をはさんで語り合うことが大切である。むしろ画は言葉が伸びるのを支える支柱である。神田橋條治先生は自分は言葉で絵画療法をしてみせるといわれたとまた聞きしたが、先生のような達人ならできると思う。

テーブルを前にして、画用紙や色鉛筆、患者に描かせて、こちらは何もしないのは後ろめたいという医師がいる。そういう人には患者が描くのと並行してカルテに模写することを勧める。模写によって、ただ眺めているだけではわからないことが自ずと見えてくる。関与的観察の関与性が深くなる。私はこのごろ色鉛筆を使って彩色までしている。患者には五〇色のクレパスを渡すが、模写する側は百色くらいの色鉛筆が必要である。クレパスと色鉛筆の色はなかなか一致しない。

絵画療法は特別でたいへん難しい治療ではない。できなければ、あるいはやりたくなければ、患者はやらない。だから、適応は自ずと決まる。むしろ、治療者側が問題である。絵をみると吐き気がするという人が実際にいる。学校で図画の時間にいじめられたか、冷やかされたか、とにかくトラウマを持つ人である。また、絵画離人症とでもいうべきか、画をみても何も感じないという人がいる。逆に敏感すぎて、画からのメッセージだけでなく、雰囲気的なものが伝わりすぎて苦しむという方がある。こういう人に絵画療法をやりなさいとはいえない。

そういう方には、私はロールシャッハとＴＡＴを心理士にしてもらった場合、報告書だけでなく、記録全部をみることを勧める。この二つの方法がともに必要なのは、それぞれ人間の別の面を捉えているからである。一例を挙げると、ロールシャッハではカニバリズムがあらわれていた。カードを横にすると大きな口を開いた食人魚ピラニアに見えるというユニークな反応があった。しかし、TATでは自分の悲しい感情が物語となって紡がれてきたのであった。

一般に、心理テストというものは深度が不明の魚群探知機であると思ってよい。ある深度より浅いものは心の検閲装置によって除去され、その深度よりも下層のものは抑圧によってそもそも現れない。それぞれの方法には固有の深度があって、おのずと違いがあるようだ。むろん、深度という一次元で表現するのは単純すぎる。しかし、SCI、Y-G、P-F、TAT、ロールシャッハの順で後ほど魚群は深海のところにいるといっても、まあ間違いないだろう。つまり、画像が関与してくるほど、深度が深くなる傾向があるようだ。それはなぜだろうか。

言葉や書き文字が関係してくるほど検閲が入ってくるのは言葉というものが浅薄だからではない。検閲という過程が言葉向きなのである。イメージは検閲で消去しにくく、無理をすると逆効果になって、強迫表象、自生表象、侵入表象になる。言葉にもそういう力がないわけではないがイメージより弱い。ところが、幻覚になってしまうと、言語のほうがイメージより強く抵抗しがたい。つまり幻聴は意味が迫力の主な部分である。幻視は顔をそむけたり目をつむると回避できるためか幻聴よりも抵抗しやすいようである。

絵画は「否定」が表現できないという事実がある。これに対して言葉は嘘がつけるということがある。また言葉には正解と間違いとがある。絵には模写の正確さを云々する場合は別だが、メッセージとしての絵には「この絵は間違っている」ということがない。嘘がつけない。鶏の脚が四本あっても、それに意味があるかもしれないではないか。一見わからない画も模写するとわかってくることがある。おおざっぱな模写でいい。必ず「あ、ここにこんなものがあった」と気づくものである。最後に、言葉は挨拶を初め常套句がいっぱいある。無内容なことだけで四〇分の会話を終えることができる。しかし、私の言葉で恐縮であるが、以前よく引用していただいたことがある句がある。「丹念に描き込まれた画とたどたどしく引かれた一本の線とは哲学的に対等である」である。ところが会話となると片言隻句ではなかなか意味がつかめないことが多い。

引かれた一本の線で何がわかるか？　少なくともまだ画を描く段階ではないことがわかる。私が実際にああそうか、と眼から鱗が落ちる感じを持ったのは、ある外来患者が急速な寛解をみせて職場復帰がテーマになった時であった。私は何かもろさを感じた。私のいう「壁の塗り立て」状態である。そういう時の私は患者に「まだ壁の塗り立てではないかね」と言って画用紙の縁に沿って枠を描き、「この枠の中を自由に仕切るように」と頼んだ。その結果がバラバラの仕切りであったので「もう少し乾くのを待つほうが後々よいと思う」といった。なお、「自由に仕切ること」が重要であって、「縦に半分、次に横に半分」といえば患者はできる。「自由に」という決断が関所なのである。しかし、職場に復帰すれば大決断、小決断がいっぱい待っているではないか。この空間分割法はミニマムの決断である。私はそういう時「自由に決めるのがいちばん大変よねえ」と呟いたりする。実際、病人であろうとなかろうと、人間の行為の中で決断が最大のエネルギーを要するものだと思う。誰でもそうだが、特に苦しむのが精神科の患者であり、これをバイパスするのが非行者であると思う。

非行はワンパターンなのである。箱庭で〝模写〟、たとえば「宝塚遊園地」を作るのは有機溶媒常用者を含む非行者だけである。統合失調症の人はいかに弱々しく、あるいは二、三個しか置かない「貧しい」箱庭を作っても、決して「現実の模倣」の箱庭は置かない。断固、オリジナルな置き方をするのである。彼らはユニークでありオリジナルであるべく迫られているといおうか。それは悲劇かもしれないが、しかし彼らの箱庭を思い浮かべる時、統合失調症の人の「尊厳」としかいいようのないものを私は実感する。自立しかしようのない彼らを思い、彼らにさらに自立を迫るのは滑稽ではなかったかと思ったりもする。むしろ模倣を、できるなら、勧めたい。実際、社会復帰訓練は模倣であると思う。

「何とか遊園地」に意味がないというのではない。「模写」することにも「遊園地」にも何かの訴えがあり、メッセージがあるだろう。しかし、あくまで「自分の箱庭」を作ろうとする統合失調症の人にある「自我」意志というか、健気さというか、そういうものを、「模写」する自我（これは表象レベルの依存であり非自立である）と比べて感じ、考えていただきたい。私たちは統合失調症患者の「自我」の弱さ、欠陥、果ては「欠如」ばかりを云々してこなかっただろうか。

ちなみに箱庭が統合性の回復を見る指標として役に立つのは、だいたい一瞥して統合性がわかるからであるが、もう少しいえば、箱庭を大局的にみる三つの観点は「豊富性」「整合性」「全体性」

だからでもある。この三つは、一つに偏ると他が怪しくなるという三すくみ構造をもっている。物を豊富にならべれば、統制がとりにくくなって整合性、全体性が怪しくなる。整合性にこだわりすぎると選べるものが限られてきて、たとえば家具だけになったりし、豊かさと全体性が損なわれる。箱庭の事物はサイズが不整合にできている。富士山と五重の塔とが同じ大きさであり、木と人とがそう違わない。この不整合に意味があるのである。全体性を最優先させると、わずかなものを置けばよいわけだが、素寒貧な印象になってしまう。ジャンケンではないが、三つ物があって一つばかりに力を入れれば他が立ち行かなくなる実例である。そして、三者をほどよくまとめられるようになれば、それは回復そのもののよさと回復後のいろいろな見込みのよさを示唆してくれる。この点に注目すれば、箱庭は高レベルの統合力（まとめる力）を吟味するのに適当な方法である。

これは箱庭をテストに流用するものであるといわれるかもしれない。テストといえばいえるが、実は治療者に関するテストでもある。治療者の誤判断を気づかせてくれる力が大きいからである。こちらのほうが主である。

絵画療法の手段も、私たちの誤判断を修正する機会をしばしば与えてくれる。

私はうつ病の人には絵画療法をしないが、それは昔スイスから出ていた精神病患者の絵画集にうつ病患者の画がけっこうあって、裏に書いてある予後に自殺が多かったからである。断崖絶壁で囲まれた台地の精密な鉛筆画が印象的である。精神的視野が突然ひらけるのはうつ病の人には危ないのではないかと思い、私はその絵画療法には慎重である。うつ病の人の精神的視野の狭さは一種の保護枠ではないかとも思う。しかし、うつ病の人の回復期後期に樹木画を描いてもらうと、たいていの医師が職場復帰を認めるだろう状態の樹木画がなお、けっこう萎縮的であったり、歪んだり、枯れ木であったりすることが決して少なくない。画を斜め上に少し傾げてかざしながら双方で眺めて「この木はいつ芽ぶくだろうね」とつぶやいて希望と慎重とを伝達したことが何度もあった。今、早期治療、早期復帰がよしとされている時期だからこそ、慎重さという歯止めが必要だと思う。自殺者の多さを思えばなおさらである。なお、中医学的診断法を使っても同じことが可能である。実証と虚証との共存、すなわち虚実混合が多く、甚だしい実証もある。実証とは抵抗力をむりにしぼりだしてなおかつ病気の力を克服できていない状態である。力士ががっぷり四つに組んで見た目は静かだがじりじりと消耗している状態である。ものすごく簡素化すれば、舌苔なら厚くあぶらこく、濃黄色、焦げ茶、黒色の軸上にある時である。

修正を要する大きな誤判断は病態の重さにかんするものである。言語と絵画と反比例するかにみえることが少なくない。境界型パーソナリティ障碍は、重症の統合失調症よりも治療の場で行う描画で混乱がいっそう大きい。特に風景構成法である。遠くのもののほうが大きい逆遠近法ならまだましなほうである。なぐり描きはそもそもできない。色彩分割法もあやしい。この事実はあまり知られていない。境界型パーソナリティ障碍は、その絵をみてはじめて、なるほど、統合失調症よりも治療が紆余曲折を経るのは当たり前だと思われるにちがいない。ただし、中原淳一ばりの眼が大きく潤んだような女性の絵をはじめ、持参する甘い画に目をくらまされることがある。画家としての才能さえ云々される患者が風景構成法はできないことがあるのだ。もっとも、境界型パーソナリティ障碍の人は、指示されて画を描くことを好まなくて、拒んだり、指示とは別の「お得意の」絵を代わりに描いたりすることが多い。しかし、この行為はそれはそれで何かを意味している。絵は言語ほどは飾れないのである。

非行少年やシンナー、アルコール中毒者は、ある段階までは、かなり統合性の高い風景構成法を描く。これは先に述べた箱庭の模倣性と対象的である。私は文化に左右される程度が、この二つの場合には大きいと思う。一九七〇年代には、この人たちが統合性の高い風景構成法を描く場合には、(1) 家や木や人が複数であって、しかも同じ形、同じサイズであり、どれがメインということがない。(2) 川がいつのまにかどこかに消えるなど、誤魔化してある部分がある。(逆に統合失調症の人には、誤魔化しがなさすぎる！) (3) 人は皆田んぼで一生懸命働いている(本人の日常と正反対である)。(4) 手前の山並みの向こうに、もう一つ、雪を頂いた高い山並みがある。ひょうびょうとしてはるかな、到達できない高山である。これが(当時の)シンナーの人の世界なのだと実感した。メインの「自分の家(居場所)」を持たず、ある誤魔化しの下に生きていて、働くことをもっぱら理想としながら、手前の現世の山の他に遠い到達不能の、おそらく憧れの何かがあるのだ。私の記憶に残る一人はどこかに消えたが、一人は親戚に呼ばれて当時は日本人の少なかったマレーシアに行って錫鉱山で働くといって別れにきた。

しかし、ある時になると、これが一挙に崩れるのかもしれないと私は思う。私は崩れる瞬間をみたことがないので、二種類の人がいるのかもしれない。しかし、中間が少ないのである。そのもう一つのほうは老人の統合失調症の風景構成法さながらで、いじけ、ばらばらであって、この差は時にブラックユーモアと感じられる点ぐらいである。では、こういう人は社会的にどうであろうか。私が思い出す患者は歯科医として働いている人であった。時々、家族に文字通り手足を縛られて病院に連れ込まれる。病院ではおとなしく、やがて酒が切れて退院して働く。こういう人の回復は難しい。私の方法は「武士の情け」を使うものであったが（たとえば「酒のみ」といわずに「米の汁ぬき」というように）、今、通用するであろうか。

ところで絵画療法にどれだけのインパクトがあるのか、疑問に思われる方もあるであろう。私はかつて絵画療法を行った八人に一四年後再会して、風景構成法をやってもらったことがある。彼らは全員がまだ外来に通っている慢性患者であった。なるほど新たな風景には一種の「くすみ」が生じていた。風景構成法に対して当時とちがって気のなさそうな人が多かった。これは、もはや治療者でない私とつくる場だから当然であろう。年齢ももう中老か初老であった。しかし、彼ら（すべて男性だった。私は男子病棟を担当していたのである）は、私が質問など一切しなかったのに、全員が一四年前の風景構成法を記憶にまざまざと呼び起こすことができた。「あ、やりましたね。覚えていますよ」「あの時の川はこうでした」「私はあの時、山をここに描いたものです」というふうに語りながら、新たな風景を構成した。この記憶のよさは私の心を大きく打った。人生の危機において医者と出会って治療の場で起こることはこれほどまでに記憶されているのだ。出会った当時すでに五～七年入院していた患者たちである。そして私がその病院を立ち去ってから一四年の時間が流れている。慢性統合失調症患者としての日々を送っている人たちの中に手つかずにあるものの大きさを改めて実感した。

むろん、絵だけが記憶されているのではあるまい。発病の恐怖こそ昨日の如くであるかもしれない。さまざまな言葉も、摘出できない弾丸のように刺さっているかもしれない。そういうことをも示唆する一幕であった。

もう三〇年以上前になるが、当時、統合失調症の患者が絵画療法に飛びついたのは、それまでの治療密度の薄さとの関係もあったといわれるかもしれない。しかし、その病院は一九六〇年代にも週に一度の面接と家族面接とを義務とし、さらにレクリエーションも作業も医師が参加していた。そして担当患者は自分が選んだ特別患者ではなくランダムに割り当てられたのであったが、私が始めた絵画療法に対して彼らの八割が継続的に描き、あとの二割も時々描いた。最終的には受け持ち三十数人の全員が強制されることなしに少なくとも一、二枚の絵を描いたのであった。一対一の治療の場で描くことを原則にしたけれども、自室に持ちかえって仕上げてくる患者もいた。

出来上がった画をはさんで一対一で対話すると、病識の有無だけでなく、もっと具体的なことを楽に伝えることができる。たとえば、回復期に「鳥」の絵と「魚」の絵を交代に描く患者がいた。「飛ぶ」指向性と「潜る」指向性とがわずかな差で彼の未来への展望を争っていると私は感じた。

「この鳥は羽が生えそろっているかい」「えーと、もう少しかな」「そうね……、もう少し羽を温めてみるか」「そうですね」「うん、それでも遅くないと思う」というような対話は、退院－社会復帰に関する押し問答よりも、私も楽であるが、患者も楽だろう。それは、ふくらみのある音調の会話で語られたからでもあるが、そのふくらみはこういう比喩の翼に乗ると患者の心にも私の心にも伝わりやすい。その時を思い出すと今でも胸のひろがる思いがする。

「まだ羽が生えはじめたばかりなのに飛んでクモの巣にかかってしまった蝶」「崖の下を波が深く掘り崩して、上の並木は枯れ木ばかり」という画を示した患者もいた。こういう絵は黙って受け取るしかない。その時は厳粛な表情におのずとなる。しかし、私は自分のことばの音調の明るさをできるだけ早く取り戻そうとする。

非常に重要なメッセージを託していた画は、患者の回復過程全体で一枚か二枚、多くて三枚である。そのためには週一度は描くチャンスをつくる必要がある。でなければ、機会は空しく去ってしまう。医師にわたす絵だということがはっきりしていれば、自分の部屋で描いてきてもらっていいけれども、自室での画に独り言的要素が多少とも加わることはやむを得ない。統合失調症の患者は描線を描く速度が平均よりもずっと速いから、色塗りだけを自室に持って帰ってもらってもよい。

その病院の外来では当時はぜいたくなことに私が二室を使えたので、色塗りは隣の部屋でやってもらったりした。ナウムブルグという米国での絵画療法の草分けは、自宅に持って帰って塗ってもらっていた。それも遠くから航空機に乗ってやってくる患者である。いかにもアメリカらしい。私が家に持って帰って仕上げてもらったのはもっぱら色彩分割画である。風景構成法やなぐり描き法の場合、色塗りの関与的観察自体が多くのことを教えてくれる。たとえば、ある色をある箇所に塗るのを大いにためらうといったことである。塗る速度も大切だし、縁を塗ってから内部に進む場合にも独特な意味がある。これは縁の線から少し離して塗る人の場合に特にはっきりとわかる。それは接触回避（Kontaktscheu クレパスが描線を避けること）である。色の木目も大事である。その意味を考えるのが大切なので、いちいち注釈しないが、ロールシャッハ学がいちばん多くのことを教えてくれた。ロールシャッハという人はなかなかの腕の日曜画家であった。しかし、私が大多数の患者に行っていたのは「低水準長期の絵画療法」である。主に樹木画と色彩分割画であるこの二つを同時に行うことが多かった。

箱庭を作る時間は、健常者が二五分なのに統合失調症は一五分だと河合隼雄は語った。線描も一般に統合失調症が速い。置きなおし、描きなおしがないからである。訂正したり、新しい画用紙を求めるなら、これは回復が進んだ証拠である。統合失調症の人は「やり直し」「出直し」が苦手のようで、これができることは回復が大きく進んだ時が多い。

色塗り段階は個人差が大きいが一般にいちばん時間がかかる。だから、ナウムブルグ以来いろいろの工夫があるわけであろう。しかし、敏感な患者は、私が小用で中座した間には全面でなく周辺部しか塗らなかった。治療者がいるかいないかがそれだけの差を生む。治療者は患者を何かから守っているのかも知れない。

ケース呈示――破瓜型の場合。

解体型――しばしば可逆的であるからこの言葉はまちがっていると思いむしろ破瓜型を選ぶ（中国では「青春型」という）――は、激しい情動の表現が時にある。全か無かである。絵画表現だけではない。母の死を告げた時、表情に一切の変化がないまま「嘘でしょう」といいつつ、自室に帰って失神した例は、いかにもその人らしいと思う。また、友人の例だが、二〇年ぶりに外泊でき、自宅の自分の部屋が出発のままにきれいに整理され、陰膳まで備えてあるのをみても何も示さなかったのに、帰院して痙攣発作を示し、ついにスタートゥス・エピレプティクス（てんかん状態）となってついに醒めなかったという。精神科病院長数十人の会合で「破瓜型患者のてんかん痙攣発作を経験された方」に挙手をねがったところ、約半数が挙手された。一九七八年のことである。統合失調症患者は一般にストレスや烈しい情動を言語、表情、身体で表現することが弱く、ひょっとするとそのために精神／脳に負担がかかっているのかもしれないとは、私が精神科医となって、どうしてこの苦悩が高血圧をも胃潰瘍をももたらさないかといぶかった時に考えた。緊張型は主に横紋筋の緊張と過活動を、妄想型は平滑筋すなわち下痢や便秘、高血圧などを回復期の入口（臨界期）に現す。解体型（破瓜型）だけは身体症状があっても回数が少なく力も弱い。痙攣発作が意外に多く、突然死になることもある。助かった例では発作後の睡眠がなく、すっと立って歩きだすのであった。統合失調症の示す病態には一般に知られていないものがまだまだあることがおわかりだろう。

若かった私が破瓜型の絵画で知りえたことを以下にまとめてみよう。

その一つは、破瓜型の絵画が整合的なことである。少し寂しい画であっても、しんとした清冽さがあることさえ多い。そしてみずからの置かれている状況をよく捉えている画が出てくる。それは回復上重要な時期で、したがって治療上重要である。

一例を挙げれば、「大きな猫に追いかけられている鼠」であり、「誰もいない空間の中で二つの鋸が宙空でひゅうんひゅうんと音をたてながら嚙み合っている」であり、やがて「しぶきを上げている右側の崖にむかって無人のボートが波によって引き寄せられてゆく」であって、この後、私の夏休みの間に色彩分割画と無数の花の画を描いてから地球の画を描いて持ってきた。そして「これほどの距離からみると私の悩みも小さくみえます」と語った。やがて「提灯をさげて暗闇をゆく、まだ羽の生えそろわない天使」となった。それから、渦巻きが空間を埋め尽くす画を何度も描いてから次第に病棟の対人関係を相関図で描くようになった。しかし、縦穴の垂直の壁の少し出っ張ったところに座って、落ちもしないけれど上にも上がれない人や針のてっぺんに置かれた球と卵の中に入って出られないヒヨコを並べて描いて「どちらも私です」という絵もあった。この患者について語りだせば、一冊の本になる。最後に挙げた画は『精神科治療の覚書』に模写を掲載している。彼は、みずから粘土、画用紙、模写のための簡単な模範画帳、クレパスを買ってきた人であり、私に画を介してコミュニケーションを試みた最初の患者二人のうちの一人であって、私を絵画療法に導いてくれた人である。最初は粘土を試み、数十回の失敗の後、ついに人の顔を作れて初めて喜んで画に向かったのである。患者は人嫌いに見えるかもしれないが人への憧れがある。

その人の症状には、関係念慮やその種のことが出没したが、初期には離人症（非現実感）の時とむき出しの恐怖の時とが唐突に、時には一日のうちに交代して、その中間はないのであった。妄想があったらこの患者には大きな恵みであろうと思ったぐらいであった。彼の最初のコーピングは恐怖に恐怖を対抗させて、非常階段を目をつぶって登るとか、中二階から飛び下りるとか、病理解剖を盗み見るとかであって、その瞬間だけは実在感があるということであった。最初のころの面接は、面接室で私と向かい合っていると猛烈に攻撃性が湧いてきて苦しいというので散歩面接にした。その時、公園で私に一度自分の写真を見せた。これは自分の姿がどうしようもなく醜くて、だから人が避けたり噂するのだと思っていて、私の反応をテストしたのであったが、そんなこととは知らない私の態度が彼からみて合格だったのだろう。その直後は私に「自分一人だけを診察せよ」と要求したが、私が病棟で働く姿に納得することがあったのか、私の他の患者に対する敵意はむしろ好意に代わった。ナースをめぐっては複雑な対人関係を仮想し続けて、それを相関図に表した。ある時からモーツァルトをよく聴くようになったが、「モーツァルトが私に入ってくる時、私がいなくなる」と語った。これが傾聴という事態をそう捉えているのか、自我の弱さを語っているのか、人によって解釈は違うだろうが、忘我が患者を捉える時、それがモーツァルトによるものであっても、このような事態となりうることを治療者は念頭に置く必要があるだろう。「私には忘我だけが許されていない」とはカフカの言葉であるが、忘我はこの患者の場合には音楽への没頭であると同時に自我の危機である。その後モーツァルトは彼の親しむ音楽となった。「統合失調症の人は悲壮なまでに解体を賭けても自我の単一性、唯一無二性を守ろうとする人である、たとえ、その自我がいかに自分を苦しめようとも」と私が感じてしまうのはこういう症例に出会っているからである。

なお、彼は東北地方の漁港の出身で、高卒であり、高校二年の時に、当時の技術で一卵性双生児とほぼ判定された同胞と前後して、共に淡い恋愛妄想を一過性にいだいており、彼のほうは東京都に就職したが、同僚にポルノを無理にみせられて「女の人がかわいそうだ」というのが直接の発病の契機であった。二人とも二十歳の時であった。後に彼の同胞に東北の精神科病院で面会したが、にこにこと笑うだけで語らない、しかし眼に疑いの色が出ず、色白のふくよかな慢性患者であった。こちらの患者はやせてきりっとしており、治療がこの双生児に著しい差を生んでいた。私はどちらが幸せかという答えのない問いをしばらく考え込んだ。都の命令で彼は三年後に都の施設に移った。九年目に彼は病院に私を訪ねてきた。二人は秋天の下で薄の穂のそよぐ川原に腰を下ろした。彼は「こういうところにいると自分の悩みもはかないものに思えます」と言ったが、帰り道には、やって来た屑鉄を積んだバイクに足をさしのべて転覆させようとし、「自分が屑鉄だといわんとしたのだ」と言った。秋の昼過ぎの一日がすべてをくつがえすことはない。しかし、サリヴァンが、たとえ過ぎ去ったことでも一度経験したことは患者から消えはしないといっていることにはうなずくところがあった。私が東京を離れる時、彼は挨拶にきて「私は悲しみを以てあせりの塊でありつづけます」と言い、私は返す言葉がなかった。その後、兄の一人が裕福な家の養子となり、彼を引き取って、外来治療を主としていたが、中年後に入院を繰り返す時期があり、老年の今、彼は私との消息を断っている。父は教育者で小学二年で死別、母はその後入退院歴がある。私の知る外傷は父の死後、債権取立者が家に上がりこんでほしいままにふるまったことである。九人きょうだいであるが、この時、双子の末っ子を残して全員が家を出て、職業生活を確立してから母と末弟を救出している。姉三人はすべて健康な（やや外向的な）社会人で結婚しており、兄たちもどこか危なさを秘めつつも教師などに就いていた。

この例は長きに過ぎるので、二〇〇四年の西日本芸術療法学会では似ているがはるかに短い例を挙げた。強調したかったのは例外的な絵の出現である。上の例も含めて、一般的に統合失調症患者の画の筆づかいは一箇所に一つの色であって、色を混ぜることがなく、影をつけず、筆づかいをみせず、動きを表現することがないといってよいが、例外があって、右の例では激しい波によって岩に打ち寄せられてゆくボートである。画用紙に油絵具で叩きつけるように描いており、絵具は混ざり重なり、飛沫と波は激しい動きの筆づかいである。一般にこのような画が患者の画の全シリーズの中で一度か二度現れることがあって、当日示した例では、水上スキーをしている二人の人間に向かって、北斎の画にみるような大波が左から躍りかかっている画であった。二十歳代半ばの男性であって、その後、故郷に帰農したがそこで入院した時もあるらしい。たまたま、この人も校長先生の子であった。

患者が激しい画を描く時期には身体の非特異症状に注目したい。まず悪夢をみることが多い。情動が動きだす時期なのであろう。その悪夢も、たとえば最初は抽象的といおうか、黒いガスのようなものが右手から出てきて自分を追いつめるたぐいのものに始まり、やがて怪獣がでてきて、時には未知の人物が登場したり、それを含む血なまぐさい場面がはさまり、次第に父母や知人がでてくる夢となって、徐々に状況が恐怖を起こさないものになるという順序である。漠然としたものから始めて、抽象から空想的存在を経て近親、具体へというコースである。私はこの順序が後戻りを起こすことを経験していない。この夢作業の再開と前後して、身体症状、たとえば高血圧、緑内障、円形脱毛症、下痢と便秘の交代、頭痛、風邪様症候群、女性では無月経、そして薬物副作用の出現など、ありとあらゆる身体症状が出る。これは緊張型的経過ではめまぐるしく交替しつつ進行し、やがて消失する。妄想型コースでは時に一年以上をかけてとびとびに起こる。破瓜型では、気をつけないとわからない。むしろ、絵画や夢で知ることのほうが多い。身体化が弱いのと、もう一つ、回復開始前と後との落差が少なく、緊張型の落差の甚しさと対照的である。

また、統合失調症の身体症状は、急激に起こり、ただちに最大限に達し、そして突然消滅する。古くオイゲン・ブロイラーが記述した統合失調症の症状の突然発生・突然消滅性が身体症状にもあてはまるということができよう。円形脱毛症など、数年の持続を普通とする皮膚疾患が約三カ月で消滅する。心身症への停留性が低いのである。もっとも、私は精神科医生活の中でただ一例だが円形脱毛症が数年続いた例を経験している。この例は、統合失調症状が出没し、また社会復帰できそうに一見みえてすぐ舞い戻ってくるなどの特徴があって、「臨界期」に長く止まっているともみなすことができよう。なお、この例は中医学的には顕著な虚実混同であって中医の助言のもとに強力な瀉邪薬を使用した。真っ黒な舌苔は三年びくともしなかったが、ある時、一週間で地図状舌を経て剝がれ、同時に弱いものに威張りがちな（しかし気の弱さがかいまみられる）人柄が一変して卑屈にぺこぺこばかりする人になった。私は補気薬に切り換えて急場を救った。改善とともに裕福な兄たちが突然揃って現れて、その別荘にゆくようにもなった。震災が彼のアパートを壊し、私の眼前から彼は去った。

もう一つ、彼を変えた事件がある。それは昭和天皇の死であった。元軍人の父に戦後に皇道教育を受けて「陛下のために」自衛隊に入った彼は、そういう隊友がいないのに愕然とし、発病して一カ月駐屯地の病院に入院し、除隊した。初期の彼はしばしば包丁を持ち出して隣人の騒ぎの種となった。彼には陛下の「殺せ」という声が聞こえていたのであった。彼はやがて一室に閉じこもり、陛下の声を聴きながら「いくら陛下でもそれはあんまりです」と答えつつ、深夜、部屋で包丁を持って独りで踊っていたと後に語った。彼は警察が関与して大学病院に来るようになり、私は何人目かの受け持ちになって、そういう話を聞いた。一九八九年一月七日、昭和天皇が逝去された。私は次の面接で「陛下が亡くなられた。仰しゃることが変わったのでないか」と尋ねた。患者は「はい、変わりました。もういいではないか。和解しようと仰しゃるのです」。これは父との和解であるかもしれないが、私は「そうか、それはよかった」とだけ答えた。彼の聴く声は代わり、松下幸之助となって「五億円やる」と言われるようになった。時代は金まみれのバブル期であった。ただ、時代を反映した幻覚妄想は一般に早く消える。かつての〝美智子妃殿下〟はとうにいなくなっている。現実に近いからであろうか。一般に良性であるから、周囲は大騒ぎしないで時の経つのを待てばよい。医者も毎回尋ねたりしないことだ。ただ、皇室のどなたかの落し種というのは少し違う（明治天皇が多い）。その人は親友の妹さんと結婚している大学教授であった。私は「誰だって貴族さ」とぼそりとつぶやいたかと思う。「落し種」は否定も肯定もできない。たとえほんとうにそうであっても証明できないことである。この人は退官後早くなくなった。この種の妄想は「せめて男爵にせよ」と宮内庁（省）を悩ますのが関の山だったろう。

私は、身体親近現象を、身体が回復に協力しはじめたと捉えて患者にもそう告げてきた。しばしば、その少し前に「もうすぐこういうことが起こるが、それはたいてい回復の始まりの証拠だから心配しないように、けれどもすぐ教えてほしい」と告げておいた。これは希望を処方すると言ってよいであろう。なお、私は面接の前に身体診察をするのが常であった。脈をとる手や聴診器、血圧計は良質の鎮痛剤である。最近はパルス・オキシメーターも机上にある。臨界期の身体現象が慢性心気状態に移行した例はない。

この時期は患者が一見落ちついてみえるために、医師が次の急性期患者に力を入れて、患者の支持がお留守になりがちな時期である。しかし、すでに昔書いたことであるが、患者はこの時全く孤独である。しかし、その感じる孤独は人間的孤独であって、もっともよい治療の出発点である。逆に、この時を孤独に過ごさせてしまうと、回復しても何かぼうっとしたところが残るように思う。この時期を支持しえた患者には、それがないのである。絶対にとまではいわないが、やってみる値打ちは十分ある。最低限、この時期を予告し、回復の最重要な時期がまもなく来るだろうことを告げ、さらに回復の順序を語り、これまでの「大仕事」の後、どっと疲労することがあっても自然であるということ、それ以前に「ひょっとしたら治ったのではないか」と思う時期があるが、せいぜい一週間しか続かないから、これに騙されないようにすること、薬の副作用が出たら、それは「身体の中で薬があまってきたのであるから」という。これは希望を処方し、また回復に患者が能動的に参加することである。最後に、睡眠の五段階を告げる。順序は「不眠」「いくら寝ても眠った気がしない」「いくら寝ても寝たりない――めざめ心地がわるい」「いくらでも寝られる。めざめごこちが少しいい」「後はめざめごこちがよくなってゆく」だという。患者教育とはこういうものだと私は思っている。ここまで来ると、いろんなことが急にやりたくなるので、それは「メモしておいて三週間たったら相談に乗るよ」と言っておく。この「提案期」に考えたものが三週間後まで続いたことはまずない。「模索期」といったほうがよいだろう。

　このような話はさらに続いて、社会復帰後に、疲れが出てやはり駄目か、と思いやすい時期のカレンダーを眼の前で書いて渡すところまでゆく。この臨界期は身体症状をグラフにプロットして行ってもわかるが、しかし、時遅れ的になりがちであり、ただちに知るには絵画療法に如くはない。そして馴れると頭の中に自然にグラフが浮かぶようになる。

私の勤めていた病院では、私の段階論的把握は医師よりも看護に浸透した。看護師たちが、患者の回復予想を語り合い、次になすべきことの準備をした。この伝統は私が勤めていた病院には三〇年後の今も看護部には残っているそうである（という話だが十数年前のことである）。

絵画療法の回数の上限について、など。

絵画はすべてが治療的なのではない。ここでミーニングフルな面接は一治療一患者の組み合わせで、せいぜい四〇回から五〇回であろうという五〇年前の論文がある。このことを考えて合わせてみよう。週一度の面接ならば一年半か二年であろう。付言すれば、山場というか、治療の成否を決するような面接は、四〇〜五〇回のうち一回である。二回あった時はあるかもしれないが、三回はなかったと思う。それぞれその時には「今だ！」という強い感覚が治療者の中におこる。もっともこの感覚はうまく言葉にはできない。棋士や碁士や野球選手に起こるのと同じようなものではなかろうか。しかし、その時には、逆櫓《さかろ》の構えというか、うまく行かない時の退路を用意しておくとか、引っ込みがつかないようにならない心がけをするとか、やり直しがきくようにするとか、患者をおとしめるようなことを語らないとか、そういう点の慎重さに普段よりも留意する必要がある。調子に乗ってはいけないのである。そうして「軟着陸」に持ってゆくような終わり方を心がけることである。

絵画についても、同じことである。回復の系列として理解できるミーニングフルな絵画は四〇ないし五〇枚が限度である。回復が進むと絵画はさまざまに変わるが、シリーズとしての理解はできなくなる。これは難しく考える必要はなく、普通の人生に近づいたことではないだろうか。回復期ほど急速な進歩を経験する時期は成人の人生では他にあるまいと思われる。

なお絵画のシリーズは一つと限らない。並行した心理の複数の流れが画のスタイルによる使い分けによって表現されることがある。たとえば抽象画、風景画、写生を使い分けて別々の深さの心理を表現する人がけっこういる。それぞれが別の心のレベルを表現している。

では、ミーニングフルでない面接は、あるいは絵画療法は意味がないか。わたしはそうは思わない。不幸にも精腺腫瘍で失われたものに似た幹の太い松を毎度描く青年がいた。もちろん独身であった。数年間、それは彼にとって重要な意味を持っていたにちがいない。彼は毎度ほぼ同じ描き方をした。私が受け取って、かざして二人で眺めると彼はにっこり笑って帰るのであった。彼は強迫症のために再発を許してしまい、精神症状の治療のために紹介されてきたのだが、三十歳にして白髪であり、舌も掌も蒼白で所々に紫の斑点があった。この青年には士気の再建こそ第一義と考えた。近代医学的診察はすでに行われているので、私は中医学的診察を行い、絵画療法と、十全大補湯(後に補中益気湯)を投与し、丸山ワクチンを使った。腫瘍細胞群を直接殺さず、繊維芽細胞で囲んでしまうワクチンであるから、いかなる理由でも休まずに一日置きに投与することが長期包囲戦に不可欠であることを強調した。強迫症にはクロキサゾラム6ミリ／日で十分であった。以来十年たったが三度目の再発は起こらず、強迫症は薬を必要としなくなり、彼は父の後をおそって社長になり、年賀状が来る。

この場合に限らず、私は、安定を改善よりも優先させる。不安定な改善は長続きしないからであり、しばしば患者の不幸と回転ドア式のコースに入るリスクがあるからである。改善はボーナスであるというほどの考えは患者にも治療者にもゆとりを作るのでなかろうか。一般に変化期の絵画では色彩分割は集中型となり、安定期には分散型となる。分散型の時に力がついてゆくのではないだろうか。分散型の時には「低レベルの精神療法と絵画療法」を続けてゆくこと自体が意味があるようだ。

安定といったが、緩やかに経過して一見変わらないようにみえる統合失調症患者の経過を年表にしてみると、小さな改善の芽の後に、必ずそれを打ち消す方向の動きがある。しばしば目だたない動きである。「ある系に変化が起こったならば、その系には必ず変化を打ち消す方向の力が働く」とは気体について高校で習ったことである。当時の私は「では系は変化しないではありませんか」と問うた。「それはね、きみ、力の作用点が違うから、系は変わるのだよ」。

おそらく、もっとも変化しない患者とは、作用と反作用の作用点が同じ患者であろう。妄想を訂正しようと雄弁をふるっても変わらないのは一般に同じ作用点に働きかけているためかもしれない。どこであるか、わからないにしても。

退院要求は、入院早々は理解しうるものであるが、長期間続く場合、あるいは比較的短期間であってもしつこすぎる場合には、一度こういうことがあった。「ひょっとしたら、もう治らないと思っているのではないか」と私。彼は返事しなかった。私は「オレが匙を投げていないのにオレより先に自分に匙を投げるな」と怒鳴った。それかあらぬか、彼は年内に退院したと思う。しつこい退院要求の背後には絶望がある。しかし、理解しうる絶望である。作用点をまっすぐに突くことができる。作用点が近くて少し違っている場合が、複雑な反響がネットワーク状の問題の拡がり方で起こるようで、かえってむつかしいのかも知れない。

身体面に起こる現象は、精神症状に対する反作用としては、作用点が遠い点であるために、系を変える可能性が高かろう。身体病の後の回復は、すでにヘッカーの『破瓜病』に掲載されている六例中一例に起こっている。すなわち、回復した一例であるお嬢さんは、背中の大きな癰（よう、皮下組織を広範に巻き込む細菌感染）で半年ぐらい悩んだのちに病い抜けしているのである。

私は患者が手術を受ける時にはいっしょに手術室に入ることにしていた。当時は手術中に麻酔が切れることがあって、その時は手も砕けよとばかり握りしめられた。手術を受けた八例のうち、七例は改善から回復に向かう契機となったようである。一例だけ、長期入院を続けている人がいる。彼は一度自殺を図ったことがあるが、タクシーで多摩川堤の道路を駆けつける私に泥の中から立ち上がる泥人形が彼であった。彼だけは手術の時に立ち会えなかった唯一人であった。

一例は外泊中に発症した。腹水がたまって蛙のおなかのようにみえていた。かけつけた私に「蛙腹をしている患者が悠然と歩いて入ってくるので、そのことにびっくりして、わが眼をうたがった。はっとこれは大変だと思ったとたん、患者はふつうの苦しむ患者になった。実にふしぎだ」と外科医は語った。前にも一度同じ経験をしているそうで、その夜は朝まで二人の外科医と共に語り明かしたことであった。

絵画療法の意味も、通常の面接との作用点が違うことに一つの意義があるだろう。面接の場のセッティングも雰囲気も違い、描くという患者の行為にも、ふだんはしないたくさんの選択と決断の行為、すなわち色選びがあり、実行する行為があり、また材質に触れるという体験があり、描いた画を眺めるという行為もあり、それについて語るという行為もある。絵画療法の真骨頂はここにあるのかもしれない。

系というものは平衡を取り戻そうという絶えざる細かな作用の集積として成り立っている。これはゆらぎであって、ゆらぎがあるからこそ外からの作用が入り込むことが可能である。これを動的平衡というのであるが、それにはフィードバックが不可欠である。

ちなみに、これと異なり、急性発症はフィードフォワード過程であって、これは作用の結果が作用を新たに起こしやすくし、その結果どんどん強力で射程の長い作用となることである。これはフィードバックよりもはるかにコントロールしがたいものである。たとえば雪崩、崖崩れである。描画過程においてもフィードフォワード過程が現れる時は急性期であって、急性期の絵画療法、箱庭療法には慎重であるべきだとされるものも、このためであろうかと思われる。

もっとも、フィードバックは、作用の結果を次に準備しつつある作用に入力するのであるから、必然的に「時遅れ」的である。気体のような単純な系でなく、ホメオスタシスという複雑な生態系であっても、さらに複雑な対人関係でも、フィードバックは万能ではない。実際、微かな徴候あるいは予想から行動を準備することが必要なのは、蝶のごとく舞い蜂のごとく刺すモハメド・アリのビデオをゆっくり回してみれば、よくわかることである。

画を描くという行為には、フィードバックもフィードフォワードもあり、両者が実に巧妙に組み合わされて、一つの時間的・空間的建築物となっている。そして作用点と反作用点とが異なるということによって、系は、この両者とは別の、一つの高い次元において動くのである。さらに兆候的なものも現れる。いちど不整合な絵で崖がテーマなので「何かこのごろ特別なことを考えていないか」ときくと「妹を殺そうかと思っている」と語り、絵のおかげで事なきを得たことがある。

さらに考えてみよう。孤立して画を描く行為は「作用」である。しかし、治療者と共にする場であれば、治療者や場がおのずと行う促しに対する「反作用」でもある。したがって、描くという行為は反作用であると同時に作用でもある。あるいは、反作用から次第に作用に向かうといってもよい。さらにそれも一つの反作用となって作用を生むという複雑な過程でありうる。これが絵画療法のミソであると私は思う。

こういう過程は絵画療法独特であろうか。私は必ずしもそうとは思わない。先に触れたように神田橋條治先生が「言葉で絵画療法をやってみせる」といわれたらしいが、それは作用点を治療的見地から巧みに選び、それに対する反作用点を認知し、ついでそれを作用としてそれと違う適切な反作用点を選んで治療者の反作用を返すのだが、それは作用でもあるということだろう。これならば、画を描かなくてもよい。ただ、言葉は日常使いなれた社交の道具であり、コミュニケーションの装いの下にコミュニケーション遮断の道具でもあるという面がある。常套句は文言だけでなく、音調にも、応答の選択にも、その他ありとあらゆるところにある。それほど日常の道具でない絵画はそのような日常性にまみれてはいない。

特に慢性状態における患者には、作用点と反作用点とが違うことが重要であると私は思う。作業療法、レク療法、認知療法、園芸療法、音楽療法その他何でもよいが、患者のキャパシティに応じて、余裕をみつつ、断る自由を認めつつ、そして患者の示す心身の反作用をちゃんと把握しつつ前進することが決め手ではなかろうか。私が示してきた絵画は決して新鮮な患者のではない。再発あるいは慢性の患者である。当時は入院期間が長かったから、入院後平均七年であった。絵画療法を八割を超える患者（約三〇名）に週一回一対一で行い、一時に三名前後にだけ週三回行った。それは同時に三名以上が臨界期に入ったならば忙しくなりすぎて物理的に対応できなくなるからである。この際には患者が孤独を味わわないようにするために、身体診察からはじめて相当の時間を使う。そうすることによって患者が今どういう位置にいるかを把握し、それを看護者にも患者にも語れる。

私ができるだけ多くの患者に画が描けるようになるために編み出したさまざまな方法の具体的な内容は、それらの方法について書かれた他の方々の著書・論文を見ていただくことにしたい。

それを前提として、私がそれらをどう使ってきたか、すなわち、私なりの絵画療法バッテリーを述べておこう。

初診でも子どもには描画を使うことが多い。成人の初診者には、問診を終えてもひょっとしてわかっていない部分があるという気がしてならない時に使う。

入院中の慢性患者には私が基本的に無害な治療者であると半ば納得された時から使うことが多い。患者の知らない面にはっと気づくことがきっかけになる場合もある。全く暗号だけで日記をつけていて、ほとんど口をきかない二十七歳の患者がいた。私は、たまたま、レクのために運動靴を履き終えたばかりの彼をみて、意外な凜々しさを感じた。面接室ではみられないものであった。そこですぐインテンシヴな絵画療法を提案すると彼はのってきた。それによって、彼の症状も苦悩も発端もおのずと語られた。彼は退院して、再入院することなく、まずレンズ磨きという職業からはじめて百貨店の裏方店員となった。もう定年を迎えているはずである。他方、S学会の教学部で「教授補」にまで昇進した。教授試験に挑戦しなかったのは、全国に講義してまわらなければならないので、私に相談して避けたのである。


バッテリーを決めてゆくプロセスであるが、最初には、色彩分割をしてもらうことが多い。一本か二本を弱々しく引いてやめる人がいる。急性期直後にもう退院できそうになる人に多い。私は「これは疲れメーターだよ。うーん、大仕事（急性期を通過するということ）をして間がないものね」といい、患者は皆それで納得する。

そういう場合には彩色を求めない（空間分割）。色彩分割画は最初は先に述べたように市松模様（分散パターン）か英国の旗の図柄（集中パターン）に分かれる。経験的に前者は安定期であって、強力な治療努力もその時には無効であることが多く、軽く支持して現状維持を目標としていると、ゆるやかな改善がボーナスとして起こることがある。後者は、変化期であって、よい芽とわるい芽とが共存していると仮定して患者の言動をみると、なるほどと思うことが多い。このときにはインテンシヴな面接が報いられることが多いが、リスクはある。特に「自分をみつめよ」「内面をみつめよ」などという面接は（いつでも勧められないが）よくない。

色彩は、クレパスを端から塗ってゆく場合もあるが、おおむね、初期は対照的（赤と黒、青と黄など）であり、時とともに色の対象はなだらかに多くなり、類比色（たとえば卵色、クリーム色、菜種色、梔子色など、黄色のグラデーション）が加わる。特に分散パターンがそのように彩色される。どの色が好きか、画のどの部分が好きかを話し合うこともある。なお、赤／黒の二色の絵は自殺のサインだ（浜松医大時代の石川元氏）という見解もある（ちなみに、ナチスの党員証が赤黒の二色である）。

統合失調症では最終的には集中でも分散でもなく、ほどよい両者の混合になってゆく。色も類似色と対比色とのうまい取り合わせになることもあり、類似色のみごとなグラデーションとなることもある。絵画は患者が真剣なだけに、めざましい画が多い。そして患者は長く作品を記憶しているものである。

なお、分割しかやらない患者が、分割をくり返しているうちに、格子を支柱のように利用し、斜めの線を加えることで最初に「魚」を描いたことがあった。この人はその後、さまざまな画を描いたが、巧みなミニマム絵画、すなわち必要最小限の線で物を表す自由絵画であった。その後、就職したが、課長になると、これは危機だと考えて辞職し、ヒラに再就職して、俳句で知られる人になった。

ある外傷性障碍患者は色彩分割画を血のついた刃の列にした。色彩分割画をこのような形で用いた人は外傷性患者以外にない。一般に、色彩分割画はもっとも無害な方法である。これだけで全過程をとおして有用であった例もある。

次には、樹木画である。これはいろいろの読み方があるが、ごく最近まで『バウムテスト』の日本訳は英訳からの重訳だったが、この英訳の素性がおかしく、少なくともカール・コッホの生前の最新版とは著しく違っているそうである。このことに注意しておきたい。また、私は「実のなる木」とはいわず、「木を一本、いや一本でなくてもいい」というが、これは人生の実りの時と決して思っていない人に「実のなる木」を描かせるのは残酷ではないかと思ったからである。

そのヒントは一九六〇年代に神奈川県の東急第三病院からの音楽療法の発表にあって「患者に楽しい歌を歌わせるとその中に何とも苦しいうめき声が聞こえる」というものであった。「さあ、歌いましょ、ラララララ」という心境に遠い人たちとしては当然であろう。発表者は「まずニュートラルな歌から始めている」という主張であって、西欧中世の学生歌「カルミナ・ブラーナ」を推奨した。ちなみに、あのブランケンブルクが、症例に選んだアンネ・ラウの死後、北独の港町ブレーメンの市立病院でもっぱらリハビリテーションを担当していた時期がある。この彼の喪の作業の時期に彼が発見したのは、初期バロック音楽によるダンスセラピーがもっとも患者に喜ばれ活き活きとさせるということであった。これは日本の芸術療法学会誌にドイツ語のまま載っているので、世界的に知られていない大事な発見ではなかろうか。私がさっそく病棟でパレストリーナのレコードをかけてみると、ずっと部屋から出なかった患者がふうっとデイルームに出てきて踊った。この男子患者は、いつも運動場で患者のレクをみていて参加しなかったが、ある時、電光のように廊下を越えて向かい側の窓に走りよった人である。聞くと、鳥が窓に止まったということであった。

もう一つ、私の樹木画がコッホの原法と違う点は色を塗ってもらうことで、これは破瓜型の患者の樹木が、その患者に相応していると思えなかったので彩色してもらうと何と茶色だった経験からである。

HTPでは樹木はもっとも安定しているといわれる。しかし、私が経験した十四歳の少年では不登校で来院し、淡い妄想が短期間に消失して後、外来での樹木画が枯れ木と緑色の木とに交代する時期が数カ月も続いた。この子はおとなしく、やさしい少年で、最少量の抗精神病薬で順調に治癒し、高校に進学していったが、木さえ動いてやまない時期が長く続く間は「やわらかなまもり」が何よりも大切であった。

頑なほどに樹木が変わらない例に外傷性障碍がある。外傷性障碍は「忘れる時が最大の危機である」（ラファエル）というが、重症例では樹木は時間が止まっているという強い印象を受け、実際、その患者は震災以来の時間が停止していると語った。微かな葉の数や枝の分かれ具合の変化はあってもしばらく経つともとに戻るのであった。

重症の外傷性障碍と統合失調症にはいろいろの共通点と相違点があるが、相違の最大のものは夢である。統合失調症の夢が比較的理解しやすく、また、荒れ地を耕す夢、田植えの夢、一面の青田の夢、最後は泉を村の各戸に引いている夢という、出来すぎたような夢シリーズさえもある。もっとも、この夢は一年かかってみた多くの夢から選び出したもので、その中間には恐ろしい夢やエロティックな夢、理解できない夢が挟まっている。

これに対して外傷性の夢は、すべてフロイトが注目し、カーディナーが一九四一年の『戦争ストレスと神経症』（初版）で鑑別点として強調するとおり、外傷自体を反復した夢を見ることが多く、時間が経過してもその加工 elaboration はごく僅かで、しかも外傷との関係がはっきりとわかる。そのように外傷性障碍の絵画は統合失調症のような変化をしない。変化の開始までには長い期間を要するが、変化が始まれば、それは彼ら／彼女らが過去に生きなくなったかなり確実な証拠である。外傷患者にいちばん使いやすく安全なのは分割色彩法と誘発線法である。しかし、同じ絵柄を見せられることに長く（そう、年余にわたって）耐える必要がある。変化は、時間が現在を生きる時間となる時までは顕在化しないからである。しかし、起これば目ざましい変化となる。長年むっつりしていたサボテンが突然美しい花を咲かせるようなものである。変化のない治療を続けるためには、このような事実を話しておくことが必要だろう。

阪神・淡路大震災後十年の今も、微震を感じた後で「部屋に男がいて私の寝台を揺さぶる」夢をくり返しみると電話をかけてきた女性がいた。この場合、一カ月ほど前の震度3の地震以来だということを理解し、さらに通常の被災地からは距離があったが、実際に棚が倒れてきたことを話しあって夢が消えたことがあった。この副産物として窓から飛び下りたくなる衝動も弱まった。これは団地の五階からの脱出衝動の反復であった。このように電話での話し合いで症状が消失することは、統合失調症の患者では一例しか経験していない。加工が乏しいことの利点であろうか。

なお、この患者は誘発線法の全パターーンが数年間いつもほぼ同じであった。痙攣発作があって、その際に脳波をとった医師は知的障碍をうたがったが、彼女はかつて有能な手話通訳であった。私は統合失調症状として紹介を受け、なぜかはいえないが違うと思いつつ診察していた。彼女の居住地が被災区域ではないため、迂闊にも震災との関連は思い寄らなかった。実際には、他の複数の深刻なトラウマがあり、トラウマ同士の干渉と増幅が問題であり、その際にトラウマ間の時間的距離が大きな決定因子である。これはボクサーのダブルパンチを考えれば理解できるだろう。

カーディナーによれば、トラウマ患者と統合失調症患者がもっとも似ている点は、現実に生きる際の自然なリズムの障碍であって、結局より水準の低い単純な生活に就くことを余儀なくされる点である。彼は、これを実行機能 executive functions と呼んだ。これは生後すぐに発現して以後独自の発達路線をたどって彼のいう運動メロディに到達し、器用で円滑で優雅な日常生活を実現している重要な機能である。リビドー／エロス系ではなく、タナトス系でもない独自の系統であり、エロスに奉仕することもあるが、それはオルガズムにするまでの言動のスキルだけだと主張している。

カーディナーの実行機能の障碍という見方には重要なものがあると思う。私はDSM体系においても、いずれ外傷は独立した軸とされるべきだと思っている。コモービディティを無際限に許容した時にDSMの体系は危うくなっていて、DSM－5は全く別ものになるだろうという。ここで、統合失調症患者が外傷をこうむりやすいことは臨床医には常識であろう。統合失調症の幻覚とフラッシュバックとは聴覚でさえも区別しうるのである（中井久夫『最終講義』、田中究、学位論文）。

風景構成法については成書が少なくないので省き、ただ、角野善宏が急性期から始めてほとんど毎度の面接に風景構成法を組み込んでいることを記しておこう。これはすでに成書が出版されている。

HTPには通常の見方の他に、Tは成長する身体（あるいはその人の世界）、Hはその人（の自己）が住まう身体、Pはその人がそのように見られたい社会・世間的身体として読む読み方を使ってきた。HTPは思春期患者と心身症患者には実に驚くべきことを示唆してくれる場合がある。なお、同じHTPでも「枠付け三者別個」「枠付け三者同場面」「枠なし三者同場面」の三つを描いてもらうとそれが全く別々の様相を呈することがある。これはかなり時間を要する（平均三〇分ほど）が、退院の時期選定と退院後に予想される困難とについて貴重なオリエンテーションとなることが少なくない。

粘土は、強迫症患者に特に打ってつけの治療用具である。不潔恐怖の患者でも粘土塊をうまくつかませたらしめたものである。彼らは汗をだらだら流して粘土をこねる。この際、粘土塊を治療者が袋から出して少しこねてから、二つに割って、片割れを渡すとよい。治療者は手元に残った片割れを何を作るでもなくこねるのがよい。これは自由連想の粘土ヴァージョンである。

統合失調症の場合には、患者は最初粘土塊を冷たく感じる。指先でいじるので、粘土は指先だけにつく。そして、作品の表面はささくれだっている。ところがやがて粘土塊を温かく感じるようになり、粘土は手掌全体につくようになり、作品の表面は愛撫されて艶さえ帯びるようになることが進歩である（溝口（野村）るり子、上智大学卒業論文）。私が付け加えたのは、初期に凹型（保護）、次第に凸型（進出）が造形されるという傾向である。細部の多くはその人の個性としかいいようがない。粘土は外界とはっきり区別される三次元の物体であるから、とにかく何かが作られるのであって、私の場合、例外はただ一つ、一枚大の新聞紙全体に粘土をなすり付けた作品であり、これも意味があるであろう。外傷患者だけが粘土を嫌う。やわらかいものに触れるのが負の意味を持つのであろうか。

治療者が絵を書く側にまわることがある。

第一は塗り絵の下絵を描くことである。商品を使うよりも、治療者が患者の目の前で描くほうがよいと思う。抽象的なステンドグラスふうの分割画もよい。集中パターンと分散パターンを用意してどちらかを選んでもらうのがよかろう。コンピューターで描いたものを使う人もあるが、私の好みではない。

次に、塗り絵の線を次第に省略してゆく。構図は、北大の傳田健三氏の「きっかけ法」に近づいてゆく。全く微笑だけしていて最小限しか口をきかない中学時発病の破瓜患者とされている患者が、このプロセスによって、ついに私の描いた三本の線を巧みに使って海景を描き、水平線上に穏やかな煙を上げる火山島、手前に小船のいくつかがあった。しかも、統合失調症患者にはめったにない色混ぜを、それも巧みに使った。なお、誘発線法は「省略塗り絵法」から発展したものである。

第二は、容貌再現法である。これは、最初老年患者に使った。たとえば夫の顔を再現するのである。6Bの鉛筆で縦卵形を描き、上下の半ばに眼を、下四分の一に口を描き、真ん中に鼻を描く。いずれも最小限度の単純なものである。そうすると、彼女は「もっと顎が張っていた。眼がつり上がっていた。髭があった。髭はこうこう」というふうに修正して、やがて「だいたいこうだわね」となる。修正は、患者がいうのに従って、私のほうが消しゴムで消して6Bで新たに描いては「こうですか」と聞くのである。

これを、外傷患者の一部に行ってみた。対象は主にいじめた教師である。修正を加えてゆくと、患者は次第にのってきて、最後には笑いだす。「こんなのだったか」と。加害者が患者の頭の中で肥大しているからで、それを等身大にする（多くは卑小な顔が出てくる）働きがある。しかし、私は性的加害者や親にこれを行うことはない。一度、少年のジル・ドゥ・ラ・トゥレット患者に「おとうさん怪獣」「おかあさん怪獣」「おじいさん怪獣」「じぶん怪獣」を描いてもらったことがある。

しかし、これは「今だ！」という感覚が働いてのことであって、私はこの症例の発表の際にこの方法の結果を見せたけれども、よほどの確信がなければするべきではないだろうと述べた。実際、その後統合失調症患者（男性）に二度行って、幸いいずれも絵画療法のよいきっかけになった。中卒の店員であった一人は画家になり、一人は（哲学専攻の大学生であったが）詩人となって地方新聞の賞を得ている。しかし、長年の間に合計三人である。患者をよほど選択しなければならないと私は思う（もっとも、後者は賞を得た時、芸術教育者の父が開口一番「詩人で食えるかよ」といったそうである。彼は割腹自殺をはかり、救命されたけれども、その後は病院で寡黙な高齢患者の日々を送っているという。万事よしではなかったわけである。父親を眼のつり上がった恐ろしい人物に描いたが、父が彼の蔵書を借りた時の喜びぶりを思う）。

最後に、「無人島物語」を紹介して稿を閉じることにする。

この方法は、山中康裕氏の症例報告に「誰がつくりだしたかわからない方法だが、中井氏か？」とあるが当時東京家裁の藤川洋子調査官に聞いてみると、家裁では昔から使っていますという。独立に思いつく人がいても不思議ではない簡単な方法である。

これは、まず「無人島の絵を描いて下さい」という。描いて色を塗ったところで、「かりにここに流れついたとしたら、どういうことをしてゆきますか？」と聴く。これは、孤島漫画収集家であったSF作家星新一氏の画集をある時に思い出して舞踏病とされた小学四年生に使ったのである。

実はジルであった。ジル症候群は器質性が強調されるが、語るよりも描くほうが得意である。また、外傷的な画が多いのは、二次的被害によるものかもしれない。

この方法のミソは、無人島に流れついたら、当面そこで生きる手立てを講じなければならないと同時に、抜け出す計画も立てなければならないことである。この二つの方向に向かって現実性を考えつつ、選択肢を枚挙し、行動の優先順位を決め、段取りと順序を具体的に作成し、どちらにも偏らないで、両方を実現するように案配するなど、統合的な現実吟味力がおのずと問われる。あるいは、カーディナーの実行機能が問われるといってもよいかもしれない。

興味を湧かせていきいきと物語を作る少年患者も多い。注目すべきは、非行少年の無人島物語であって、選択肢がほとんど出てこないのである。生き残る方法を一つぽつんというだけであり、脱出はそもそも考えないらしい。このような選択肢の思いつかなさが彼らを類似の非行に走らせるのではなかろうか。つまり、非行の反復性の高さは頭の中の選択肢がほとんど一つしかないという「不自由さ」によるのであろう。私に非行少年と会う機会があればやってみたい。

それほど例を重ねていないので断言できないが、最近の少年は非行少年に限らず脱出法のほうを最初から考えない傾向があるのではないかと感じる。どなたか確かめて下さるとうれしく思う。なお、外傷患者の無人島についてだが、一例は、丘の真ん中に樹が一本たち、木の周囲は草で囲まれて、何と海はみえないのであった。こういう例はこれまで経験したことがないが、彼がなお時間停止状態にあるのと関係があるだろう。もう一例では、島は最初、山あり森あり空き地あり浜辺ありで大きく整っていたが、脱出法は思いつかなかった。二度目には島は小さくなり、三度目には海中の岩になってしまった。彼は、島を消滅に向かわせたわけである。この例は絵画療法に関してだけでも非常にデータが多いので、その意味を全体の中で位置づけるには一冊の本が必要である（津留香、甲南大修士論文）。

（二〇〇六年）

遅発性心的外傷患者への絵画療法の試み

私は一九九八年から十年間、心的外傷患者に絵画療法を試みた。

1　治療状況と方法

私は、もはや常勤の精神科医ではなく、週一回、患者を診る半引退の医師であった。六十四歳から七十歳までの老年でもあり、同じ六年でも現役時代とは格段の相違である。二〇〇四年春以後は県立こころのケアセンターの非常勤所長であって、診療の義務はなく、付属診療所で少数の患者を診た。

面接時間は、休憩を挟みながら、初診一～二時間（特に家族面接を合わせて四時間）、再診が一～二時間とした。私が一度はやりたかった、ゆとりのある面接であった。度数は、週一回から月一回とした。

面接は、自然に生活中心となった。生活史全体の流れを上り下りしながら自然に語り合った。患者の食物の好みや好きな季節や趣味、あるいはひいきのスポーツチームまでを知った。それはほとんどロールシャッハ・テストなみに患者の人柄を教えた。私はオランダの精神科医リュムケの「深層心理学だけでなく、浅層心理学も重要だ」という提言を思い合わせた。実際、こういう語りの中に非常にインサイトに富んだ発言がふっと出てくる。日常茶飯時の特徴を含む生活中心の面接絵画療法や面接でのハプニングと同じく、患者に一種の「ゆるめ」を起こし、それがインサイトフルな言葉を生むのであろう。

しばしば絵画療法を用いた。私は侵襲性の少ない樹木画、色彩分割、誘発線法のいずれか、あるいはその組み合わせを選んだ。いずれも私が慣れ親しんだ方法である。なお無人島物語も数十例に試みた。これは、無人島を描いてもらって、もしこの島に流れ着いたらどうするかを問うもので、とりあえず生きることと脱出法を講じるという二つの目的の現実的な組み合わせが必要となる。非行少年の例では、その多くがただ一つの方法しか思いつかないことを知った。同じ非行をくり返すのにつながることであろう。

もう一つは、人物想起法である。これは、4～6Bの鉛筆で縦卵形の図形を描き、その真ん中に対称に二つの横線を並べ、その間から下に縦線を引き、その下に横線を一つ引く。これを加害者の顔と見立てる。患者の「もっと面長です」などの発言に応じて、消しゴムと鉛筆で修正する。「そっくりです！」と患者が叫ぶまでに二、三分しかかからない。ここで本人が笑い出すのは肥大していた加害者像が等身大になったからであろう。

行う部屋はいつも同一の個室を心掛け、相互の位置は本人が自由に選べるようにした。私のほうは、本人の描画中、模写を行った。これは多くの気づきをもたらした。

2　心的外傷患者の症例報告の困難

われわれの領域では私的事情の保護を理由として事例報告の改変を許容されている。しかし、心的外傷においては、改変した内容は変に嘘くさく、しばしば、新聞の社会欄の記事に似てしまう。さりとて改変しなければ、ほんの一語で事例が特定できる場合が多い。そして、実際の状況構造はしばしば三面記事どころでない複雑さである。特に、何年、何十年後に語る事例においてそうである。また「自然回復力」「レジリエンシー」と並んで「抗堪性」(「長時間持ちこたえる力」)が大きな役割を果たしている。数十年間持ちこたえた事例では、六十歳代になり、抑制が弱まって初めて毎夜の悪夢が実は半世紀前、三歳児の空襲体験だったことを語った実例がある。さらに、患者が掲げる心的外傷、たとえば中高校時代のいじめの下に実は幼年期の持続的心的外傷が秘められているなど、心的外傷の層構造もある。この場合、患者の訴えるほうを取り上げて、中核的なものに対する間接的接近法とするしかない。

なお、自験例においては、日本で開発し、もっぱら日本で使用されているクロキサゾラムを悪夢とおそらくフラッシュバックの解消に用いた。時には数回の服用で足りたが、悪夢が消えても、多少生きやすくはなるが、問題が解決したわけではないことが示唆された。なお、治癒の目標は、さしあたり記憶の「浄化」に置いた。心的外傷は完全に忘れ去ることはないかもしれないが、ただ、人生における比重と意味が変わってその圧力が下がることを期待することはできると思いたい。

3　事例

男子、大学一年生。震災被災時は小学四年生。その二日後より、約五カ月間、関東の親戚に疎開、通学し、私立中高校（著名進学校）入学。この時期を通じて、人が背後に立つことを嫌悪し、斥ける。学校は最後列の席を与えてきた。進級に支障のない程度の不登校があった。私立医大入学、寮生活。最初の秋期学科試験の朝、突然パニック状態となり、新幹線で一時間の距離の自宅に戻って自室に閉居。スキゾフレニアを疑う同大学精神科教授より依頼があって、こころのケアセンターで面接。

寡黙な子である。中高校ではひたすら勉強せよという教育で、自由な学園との説明会の前宣伝との違和感を感じつづけたという。好きな科目は「倫理」。親友の話は出てこない。父は医療者で、祖父が家業を頑張り、弟たちを医療者にしたという。祖父母、両親、高校生の妹と同居。主に両親、特に母が語る。本人はもっぱら小学四年生以後の受験勉強と進学校の重圧があって、学校に馴染めなかったことを訴える。震災後十年目である。

私は初診の翌々日午後、自宅訪問を思い立つ。最寄りの駅に降り立って、そこが全壊地域であることに気づく。自宅はその後新築されている。応接室で約三時間面接。「ここは震災のもっともひどかったところじゃないですか！」と切り出し、話題は震災とその後の復興が中心となってゆく。二時間たった後、私は立ち上がって彼の後ろにまわり、尋ねると「やっぱり嫌な感じがします」と答え、感情をこめて「だって、センセイ、ぼくの背中に本棚が倒れてきたんですよ！」と叫ぶように言った。自室に案内してもらう。本棚には各科目の受験参考書だけがまったく整然と並べてある。時間が止まっている印象があった。

毎週一回、母と共に通院を決め、処方は現役の医師に委ねた。

一般に、遅くに訴えはじめた心的外傷ほど治療抵抗性があるといわれている。神戸では、震災四年後の生活保護申請の際に初めて明らかになった例もある。これらは、「抗堪性」が高く、それなりに平衡が成り立っていたのであろう。たとえば母親の一周忌後に始まる感情の激しい発露や、時に妄想反応で始まる「異常悲哀反応」（ブロイティガム）とも違う形をとるが、一見些細な事態が平衡を失わせる点は似ている。

描画法には、さしあたり私は樹木画と分割彩色法を選んだ。この樹木画は「実がなっている」樹であることを求めず、また彩色を勧める点でバウムテストと違っている。これらは安全であり、反復実施できる。

彼は黙々と樹木画に取り組んだ。樹木は、中央に平行線で描かれた直立した太い幹があり、最上部は開かれたまま消えている。最下部は水平な地面に接しているが、根は現れていない。枝は左右に数本ずつ幹から出て、さらに枝分かれしており、すべての小枝には数枚の小さな葉がついている。全体として、同じ筆圧で描かれている。

特徴は、まず、毎回、枝ぶりから葉の数と位置に至るまでまったく同じ樹木であることである。

この驚くべき形態の同一性はアートセラピーの最後まで続けられた。このような同一性は、私が四〇年を越えるアートセラピーの経験で一度もみたことのなかったものである。この反復性は、同一悪夢やフラッシュバックの反復性を思わせずにはいられない。悪夢は薬物であっさり消えたが、その反復性あるいは時間停止性は絵画に引き継がれたのであろうか。なお、おそろしく丹念に描き、完成までにいつも四〇分を要した。

多少の変化が見られたとすれば、葉の色である。鮮やかな緑になることはなかったが、焦茶色から、それに緑や青色を交える程の微かな変化があった。もう一つは、幹の上は見えないがどうなっているかという問いに対する答えである。初回は「折れています」であったが、次から「ずっと上に続いています」に変わった。

面接時間は非常に長くなった。分割彩色画のほうは彩色を自宅で行ってもらった。患者はやってこず、こちらは自然消滅となった。

一度、無人島物語を試みた。島は直立する草の葉で覆われ、その外は見えず、海はどこにもなかった。彼は孤島の外が見えない人であった。

遠くから嫁いできた母親は婚家の重圧下にあって、舅姑から、ほとんど二四時間対応の準備を求められていた。舅は震災後数十日後に脳梗塞を起こして、車椅子の人となっていた。母親には早くからセンターのケースワーカーも会うことになった。

ある時、私は母親に樹木画を勧めた。母親は快く応じた。直立した幹は、息子の樹に通じていたが、息子の描線が同じ圧力でゆっくりと描かれたのに対して、母親の描線は、最初からクレパスを用いて、圧《おさ》えていたものがほとばしり出るようであった。幹が画用紙の上端に達した時、彼女は続きを描く新しい紙を求めた。彼女の樹木は上下三枚のA４画用紙でようやく完成したのである。それは多くの色を用いて華やかでさえあった。

本人の生活も徐々に改善した。自室で独り摂っていた食事を家族と摂るようになり、時には家族と外食することもあるようになった。彼は（現在の事態を招いたのは）地震が三割、受験が七割だと述べた。彼は疎開先で母方の祖母に激励されて、受験勉強を始めさせられた。これは小学四年から始めるという通例によるものだったが、家族総出の復興の努力をよそに勉強に専念することは辛いことだったと語った。彼が「倫理」をもっとも好む選択科目だといい、つねにプラトン、アリストテレスを口にすることを思い合わせた。医科系を目指す高校生では珍しいこの選択を考え合わせた。

樹木画は十数回で行われなくなった。秋の中頃から始まった治療は翌年から熟練した別の医師に移った。薬物を彼は拒まなかったが、治療を休むことが多く、代わりに来る母親との面接が多くなった。時に父も来た。母親はなお数枚の樹木画を書きつづけ、周囲は花で飾られるようになった。本人はパソコンに凝るようになった。彼にはパソコンについて質問する兄貴的存在ができた。家族の状態も徐々に改善しつつあるようであった。母の語りは思い詰めたものでなくなった。妹が別の大学の医学部に合格した。自由な学園に学んだ彼女は、彼があの進学校でなければ順調に行っていたかもしれないと私に語った。たしかに、登校しない日が許容範囲ぎりぎりの多さであった。

彼はこの経過の途中で初めて一日、母と外出して自然の中で遊んだ。この時、私はほっとして次にはどこにゆくかを問い、彼の好みそうなところを挙げた。この指示は私の誤りであり、彼が私から離れるきっかけとなった。

私は両親と会いつづけた。彼は両親に、十年かかって治癒すると語り、両親はそれを受け入れた。その間、車椅子の祖父は亡くなり、母親に余裕が生まれた。私は一年半後、二度目の春を迎えて退職した。

その後、彼は書店にも行くようになり、街の祭礼にも参加したとのことである。けっきょく、この治療は私の退職で中断した。最近の両親の賀状によれば「本人は年を追って元気になり、私たちも肚を据えて元気です」とのことであった。

おわりに

これは彼の生活狭隘化に対応する「待ちの治療」とでもいうべきものである。おそらく、樹木画を愚直に続けてゆくのがもっともよかったのではなかろうか。その中で心的外傷の自然治癒が起こるのではなかろうか。退職予定が念頭にあった私に忍耐に欠けるところがあったのは間違いない。

カーディナーは『戦争ストレスと神経症』において、心的外傷の「構造化」organization が行われて以後は、治療が困難になると述べている。カーディナーの事例を読み直すと、彼の強調に反して、必ずしも時間が停止しているわけでも、夢の象徴化が起こっていないわけでもない。しかし、それは年単位のゆるやかなものである。

私が扱った心的外傷患者は、すべて、遅れて発症したものである。絵画が反復している例には、他に誘発線法で、第一パターンに「チューリップ」を描きつづけた少女がいた。彼女は「飛び降りろ」という声を夜間しばしば聴いていたが、私は、「巨人がベッドをゆさぶる夢を毎夜のようにみてきた」ことを知るまで数年間、「飛び降りろ」という声が震災関連でありうることに思い至らなかった。住所が神戸から遠かったことが私の盲点となって、地盤が軟弱だったのか、マンションの五階はそうとう揺れたという。少しずつ彼女は快活になっていったが、ある深夜、不幸なことに声に従ってしまった。震災後十年が経過していた。

また、上記の二例は単純な被災者でなく、多くの心理的問題を抱えていた。比較的詳しく述べた症例でも、患者は「震災は三割、受験勉強が七割です」と述べていた。震災直後に関東の母の実家に疎開して、復興に参与せず勉強に明け暮れしたことは、疎外感と「済まない気持ち」を生んだという。さらに、このような遅発例では幼少期の安全保障感に欠けるところがあることを念頭に置いて診る必要があるだろう。また、「抗堪性」の果たす役割も評価すべきだろう。

すべての心的外傷例がこのような絵画をもたらすわけではないが、震災関連性を持つ心的外傷の私の経験は以上の二遅発例に尽きる。毎夜の悪夢に代わる絵画の反復性が回復のペースメーカーになっている可能性がある。

第二次大戦における軍の戦争神経症患者では戦闘共同体（分隊）の中での「温かい食事と休養」

が原則であった。神戸の震災において心的外傷性障碍が少なく、また回復が早かったのは、救援される確信、治安の良好さ、衣食住の迅速な供給、国民的関心が大きな要因であろう。

「忘れられる時が最大の危機である」（ラファエル）といわれるのは「見捨てられることへの口惜しさ」であろう。記憶を消去することでなく、さしあたりの目標は症状が生活を妨げる程度を低下させることに置くのが妥当であろう。「風化させるな」という声は「記憶の生々しさを保て」ということではなかろう。治療者は記憶の「浄化」を待つともなく待つ者であろう。上からの「指導」が有害であることは、事例の教えるところである。共同体のありようは重要な要素で、事例に挙げたところは敷地の一部に祭られた地蔵尊にこの一家を中心に近隣の人が「地蔵盆」のお祭りをするところである。この共同体の存否も大きい力を持っているだろう。その後の震災においては、避難所から仮設住宅に至るまで共同体を解体しないという重要な事項が追加されている。

（二〇〇九年）

芸術療法事始めのころ

私が精神科医になって今はなき東大分院で働きはじめたのは四二年前の一九六六年であるが、その年のうちに、たまたま接近しにくい患者二人に出会った。その二人が二人とも、独りで絵を描こうとしていた。「こういうものならいいの?」と私は問い、患者は肯定した。それが私の絵画療法の始まりである。

あたかも、当時は晴和病院診療部長だった徳田良仁先生が絵画療法研究会を準備されておられた時期であった。その年か翌年か、徳田先生は東大分院に来られてご自分の仕事のあらましを語られた。その時、徳田先生の独創である「絵のテーマシリーズ」を紹介された。記憶はさすがにおぼろであるが、「太陽と樹と家」から「自分の身体」「自分と外界」などを経て「自分と宗教」に至る二〇以上のテーマから患者なり私が取捨選択したのが私の絵画療法の最初の方法である。

そのうちに、当時分院の助手で後に日大教授になられた臨床心理士の細木照敏先生がナウムブルグの「スクリブル法」を記述した『力動志向的芸術療法』の書評を私に示された。当時実験精神でいっぱいだった私は書評だけからこうもあろうかと憶測して「発見遊び」というものを始めた。当時の私は調布市の青木病院に勤めはじめていて、細木先生の指導のもとに、明星大学生の小笠原（のちの金井）恵子さんと高橋さんが心理士見習いで、絵画療法に関心があった。原本が着いて私の想像を修正し「なぐり描き法」と改名して、これがしばらく私の絵画療法の主流であった。

一九六七年に河合隼雄先生がスイスのユング研究所から帰ってこられて、カルフの「サンドプレイ」をいみじくも「箱庭療法」と命名され、その年に関西で紹介された。これが東京の晴和病院で紹介されたのは、一九六七年から六九年までのどの年であるか、私の記憶がはっきりしない。記録では一九六九年の第一回芸術療法研究会（学会の前身）に徳田先生が依頼してまわられた予定発表者数人のうちの一人としてであるが、私の記憶では河合先生の単独の発表会であったと思う。スライドは後に『箱庭療法入門』に掲載されたものと同じであった。木村晴子先生によれば六七年の関西の発表も同じスライドだったという。東京でも少し遅れて、単独の講演会があったのではなかったろうか。とにかく、十一月の木枯らしが吹きはじめた寒い日であった。この日が私にとって記念すべき日であるのは、独り取り残されて晴和病院の門を出たところで困っておられる河合先生をその夜の宿泊先まで送っていったからである。河合先生の弟さんは私の同級生で、てんかん神経症の研究者であった。道中、二人は喋りづめに喋って、私の中にはその間に風景構成法と枠付け法との最初の構想が生まれた。さっそく箱庭療法を心理室の三人に話すと、三人とも大の乗り気で、夜店でアイテムを集めた。箱は病院の大工さんが作ってくれた。樹の模型が見当たらないので生の樹の枝を使って箱庭療法を始めた。その年のうちに私は次々に新しい絵画療法を発見していった。

第一回の芸術療法研究会では私は借りてきた猫であったけれども、途中から、これぐらいのことなら私もやっているという自負が鬱勃と心中にわき上がった。私はすでに統合失調症の寛解過程のストーリーのあらましを描き終わっていた。その役に立ったのが他ならぬ患者の絵であった。第二回の発表に私は大量のスライドを映写しつつ、回復に伴う絵の変化を語りはじめた。予定の一五分は最初の三分の一で尽きた。戸惑う座長に立ち往生の私。その時、後ろから「勉強しましょう！」という大声がかかった。徳田先生か宮本先生のいずれかである。私は四五分にわたって話しつづけ、宮本先生が「回復の初期には太陽の絵が多い」ことを指摘された。これが先生の回復期初期における太陽体験論の端緒となった。

初期の芸術療法学会はかくもおおらかであった。私はその後、雑誌『芸術療法』に私の方法の全貌を連載し、その要約を宮本先生編集の『分裂病《ママ》の精神病理2』（東京大学出版会、一九七四年）に発表する。

また、学会の初期ほど熱っぽい学会はなかった。「それは治療的であるか」と、すべての発表にわたって主に山中康裕先生と高江洲義英先生とが検討し批評された。学会の最後は、お二人が交互に立って、治療的でないとみなした発表を歯に衣着せず大声で打ちのめした（そのトラウマを未だに抱えておられる方もあるやに聞く）。雷が鳴って梅雨があけるように、このお二人の雷が落ちて初めて学会が終わるのが最初の数回であった。

H・S・サリヴァンは言語的精神療法（verbal psychotherapy）というものはなく、あるのは音声的精神療法（vocal psychotherapy）だけであるといっている。この主張の紹介が神田橋條治氏の足を一時期、芸術療法学会に運ばせた。氏は「言葉で絵画療法をしてみせる」と言っておられたという。私は当時の方法を骨格として、二〇〇七年春の臨床からのよんどころない引退まで続けた。私がもっぱら行ってきたのは、メッセージ性を中心とする一対一の個人的治療であった。

振りかえると、絵画療法を併用しつつ面接した患者の予後はまちまちであるが、一般にしなかった患者に比べて安定性が高いと思う。転移が穏やかで後腐れ的なものがなかったのは絵画療法を行った患者である。ナウムブルグの指摘どおりであった。絵ではウソはつけない。了解可能と了解不能との間の線引きもできない。絵画には妄想と非妄想との区別がない。夢に妄想は出てこないのと似ている。これは治療の場ではたいへん楽なことであった。妄想は言語に関したものだとは宮本先生の主張の一つであった。心残りなのは、絵画療法はどうかと水を向けなかった患者の予後が、高い水準であってもいささか不安定なことである。その共通点は、言語表現が巧みな人たちである。「絵は苦手です」としり込みする場合に私は「治療のためには少しは苦手なことをするのもよいかも」と語っていたが、この言葉の中には私が意識していなかった真実があると思う。得意なもので治るなら治療者は要らない。得手なものは防衛に使われてきたものだったかもしれないのである。

ごく最近になって「臨床的な場面における詩的な言葉や感受性の持つ意味」について重要なことを知った。唱えているのはA・M・カッツとJ・ショーターであって、松澤和正氏の『臨床で書く――精神科看護のエスノグラフィー』（医学書院、二〇〇八、八九―九一ページ）で読んだ。「彼らは、診察時の会話において、患者がふと漏らした言葉にある種の力を感じ、それを手掛かりに、病いのより深い社会的・文化的背景へと進み得た経験」を述べ、この力を「社会的詩学」(social poetics)と呼んだという。「それを意識することで、医療者は、立ち止まり(arresting)揺り動かされる(moving)生きた瞬間を経験する」という。私は「あっ」と思った。それは、絵画療法の場面ばかりではないが、その場面においてもっともよく聞いてきた言葉である。たとえば、スクリブル法で描き終えた鳥の絵に添えて「また飛び立とうかどうか迷っているのです」という言葉、太陽と惑星の絵に添えて「これだけ離れると私の悩みも小さなものに思えます」という言葉である。こういう言明は症状の語りでも生活の困難の語りでも「内面」の苦悩の語りでもなく、状況と心境の「一挙照明的な」言葉で他者に繋がる珠玉の言葉である。精神科医の和田秀樹氏は松澤氏の本の書評(読売新聞、東京版——私は発行元の編集者白石正明氏から聞いた)で、この概念を、それこそ自分がずっと患者から聞いてきたものであると述べておられるという。絵画を支柱として生まれた言葉によって、治療者が立ち止まり、感動する瞬間が治療の場に訪れるならば、素晴らしいことである。精神療法としての絵画療法とは、この言葉に極まるものではなかろうか。絵画を描きそれについて語る過程で得られる照明体験である。思い当たられる方もあるのではなかろうか。

(二〇〇七年)

非言語的アプローチの活かし方

1　はじめに

非言語的アプローチというものは、広義と狭義とにかなりの隔たりがあるが、さしあたり面接中に絵画または粘土を用いることという通常の意味で使うこととしておく。また、ここでは通常の面接室で必ず一対一で行うものとし、集団療法を除外する。ただし、患者の許可を得て見学者が同席することはある。絵画なり粘土なりを、原則として私の前で造るのである（稀に隣室で造ってもらうことはある）。また、それは私の面接の一部であり、その流れの中での、絵画は患者から私へのメッセージである。決して審美的アプローチではない。したがって、巧拙を決して問題にしない。私は、関係論文全シリーズの最初に「弱々しい一本の線と精巧で美しい絵画とを哲学的に対等とする」と宣言しておいた。

2　非言語的アプローチへの個人的契機

私が絵画（と粘土）を使うことにしたきっかけの一つは次の素朴な疑問であるが、もう一つのきっかけは、二人の患者が向こうから絵を描いてみせてくれたことである。精神科に転じて気づいたのは、統合失調症の精神病理学が、もっぱら発病過程と異常現象とに精緻であるが、直接観察が可能である寛解（回復）過程にはほとんど触れていないことである。回復過程こそ直接観察ができるはずなのに、である。

私はこの点を当時の日大・井村恒郎教授に問うたところ、答えは「彼らは語らないからね」であった。

なるほど、異常現象のほうが人目につき、それが精神科医のもとに患者を導く。精神科医も精神病理学的関心はもっぱら障碍特異的な異常現象に集中する。回復は、特異的異常現象の消失を目安にしている。医師は一般に病理的なものを聴き出そうとし、幻聴や妄想を治療の「標的」にする。患者も、何科であれ、医師に語るべきは不具合であって、決して健康な面や好調の時期ではない。これが社会通念である。その結果かどうか、回復を語る語彙も表現も数少なく漠然としている。

ところで、京大ウイルス研究所病理学・天野重安教授から私の在籍当時、「ナカイ君、発病の病理と回復の病理は違うのだよ」と告げられたことがあった。この記憶は私には天啓であった。

3　言語的アプローチの問題点

通常行われている病的現象を主題とする面接は治療にプラスかマイナスか。

周知のとおり、記憶は短期記憶と長期記憶とに分かれる。ＲＮＡ合成を必要としない短期記憶はここでは問題ではない。長期記憶は、海馬の短命な細胞に担われ、扁桃体にモニターされつつ、海馬という関所を通過し、ＲＮＡ合成－酵素蛋白質合成が行われる。それは、何らかの形で神経細胞に情報として保存されることを示唆する。どういう形かはまだわからない。

では、記憶が想起される際はどうなるか。最近の実験生理学的研究によれば、想起された記憶はその都度不安定な状態になり、変更が加えられやすくなる。変更された形のほうが改めて海馬を通過し、脳に再保存される（変更前の記憶がまるごと置換されるかどうかまでは述べられていない）。

これは、もしそうであれば、心理療法の神経生理学的基礎の一部である。また、同時に、妄想や幻聴の内容を事細かに聴きただすことの有害性を示唆する。妄想建築などは妄想研究者との合作ということにならないか。

通常記憶の想起実験では、被験者を大学生として過去の記憶を浮かんでくるままに書き取らせれば、その人の過去の実際がどうであろうと、好ましい記憶、中立的記憶、嫌な記憶の比はおおむね六対三対一であるという。このように記憶は本来生命保存的である。統合失調症患者面接のあり方を少し考え直す必要があると私は思う。私は、言語的アプローチにおいて、先に患者が語らない限り、幻覚妄想を初めとする障碍特異的異常体験については問わないことにしてきた。もし、患者が特異的病的体験を語れば、患者の語る定言的命題（かくかくである）を私は仮定命題（if 〜, then 〜、もし……ならば……だね）に仕立て直して返すことが多かった。たとえば、被害念慮ならば「もしそうなら（たとえば）逃げ場がないって感じても無理はないかもね」、注察妄想なら「もしそうなら、キミはかなりすごい大人物なんだね」といった具合である。たいていの患者は恥ずかしそうに「それほどえらくありませんけど」とつぶやき、私は「ふしぎだね」と感に耐えぬようにこたえたりした。

これは、すでに対話的な方向への置き換えでもある。

このような言語的アプローチに加えるに、身体診察と絵画（粘土）を用いた面接と健康状態と看護記録による生活状態とによって、患者の縦断的経過を描きつつ、患者が経過線上のどこにいるかを定めていった。こうして、面接は経過診断ともなり、治療の目安ともなった。言語は事態の単純化と少数の因子による因果関係の表現に適しているが、これも両面の作用がある。ここに非言語的アプローチの出る幕がある。

描画にせよ粘土制作にせよ、幻覚妄想が隠見する世界に対抗して、幻覚や妄想であるかないかの線引きが存在しない場所を提供する。それによって面接の場がすでに異常体験から一時的にせよ自由な場が実現する。これは良循環の始まりとなりうる。また、回復過程を跡づける上では、ことば以上に絵は、さらに一般に非言語的アプローチといわれるものは、言語よりも確実な里程標である。また、それぞれの回復やその停滞、逆もどりについて告げることもできる。その上、線を引くこと、色を決めることはそのたびごとに小さな決断の連鎖である。決断ほど心的エネルギーを要するものはない。しかし、現実世界における決断よりもはるかに軽く自由で後腐れがない。決断に関するリハビリ性があるといおうか。

私の面接を観察したところでは、青木病院時代に共に働いた星野弘は「芝居がかっている」といい、名市大の故・中西講師は「比喩をよく使う」といっていた。いずれも当たっているだろう。「芝居がかっている」とはちょっと恥かしいが、「関西人は二人になると漫才を演じてしまう」ということである。新潟の日本海岸出身の星野さんには、いかにもそうみえるであろう。とにかく私の面接は相手に応じて程度の差はあってもドラマチックであるらしい。

4　描画への移行と描画中の語りかけ

相互の位置は平行面接か90度面接が好ましい。対面面接だとどうも雰囲気がテスト的になるようである。

描画（粘土）に移行することを告げる会話が必要である。これを、相手に応じ、おのれの持ち前に合わせて工夫することは、治療者の腕の見せ所である。初歩的な例を挙げる。内容よりも音調、声の高低、声の質が重要である。

「ところで、絵、一つ描いてくれない？」と切り出し、「絵、描いたことないです」と答えられるとしよう。「上手下手《じょうずへた》みるのとちがうの。せっかくのチャンスだから、ふだんしてないことするのも一興じゃない？」などと言って画用紙を二人の間に滑り込ます。相手が「何でもいいですか」と言うならば、何かを描くつもりにはなっているのだから「うん」と言ってよい。ないとか描き悩むならば「ぼくが言うとおりにしてみてもいい？」この間に画用紙を二人の間に滑り込ます。枠をサインペンで描き、サインペンを渡す。私が描画をしやすくするための方法のいずれかを使ってもよかろう。その他にも「星と海」などいろいろの方法がある。

粘土だけは少し違う。袋から紙粘土をとりだして、「こういうものあるけれどね、これで何か作ってみない？」と切りだし、粘土を少しまるめてから左右に引き伸ばし、二つに割って、片割れを「はい」と渡す。相手が不潔恐怖だからといってひるむのは無用である。渡してしまえば、そういう人も、しばしば、だらだら汗を流し、力をこめてこねはじめる。こちらも、粘土をこねつづける。しかし、私は何もつくらない。

ここから先は方法によってすこしずつ違う。方法の具体的な内容は省略する。導入の言葉を考えてみる。実際には余分な言葉を混ぜ、たいていは関西方言で語っていた。

1　樹木画

「ここに木一本描いてね。どんな木でもいいの。キミの木」……「ほう、できたね」「ではクレパスの箱をあけて色塗って仕上げて」……「できたね、木だね。きみの木だね」と二人の前にかざす（これは以下同じ）。

2　分割彩色法

「この枠の中、仕切ってくれる？　どんなふうでもいいの。たて、よこ、ななめ、まっすぐでも、曲がった線でも。キミがいいと思うまで、やっていって」……「ほう、できたね」（クレパスの箱をあける）「この一つ一つに色を割り当てて、塗って。うん、ステンドグラスみたいな感じでもいいし、何でもいいの」「色、塗りたくない？　あ、それでもいいの」「いろんな色の中で、キミの好きな色、何？　その次は？　いちばん好きでない色は？　好きな色から塗ってみたら？」……「できたね」

3　誘発線法

「この線を生かして絵を描いてみてくれる？　何を思い浮かべる？　何でもいいの。はい、そうそう」……「できた」（クレパスの箱をあけて）「色塗ってみる？」……「この四枚のうち、好きな順から並べてみて」……「それから、自分に近いと思うものから順に並べてみて」……

4　なぐり描き（二枚）法

「この枠の中になぐり描きしてくれる？　どんなふうでもいいの。ぐるぐる、しゃーっ、たてよこ、ななめ、縦横無尽、何でもいいの」……「できたね。これ、何に見える？　何に似てる？　何を思う？　何がみえてくる？」「何々（答え）」「どれがどう？　どのへんがどうなってるの？　あ、そうか、なるほど。それじゃ（と画用紙を重ねて）、この、枠のないほうにも、同じようになぐり描きしてくれる？」「何々」「あ、これね。なるほどね。じゃ、色塗って仕上げてくれる？」（とクレパスの箱をあける）……「できたね（上の画用紙を除いて）。こっち（先になぐり描きしたほう）も色塗って仕上げて」……「これ、何してるのかな。あ、なるほどね。じゃ（と上の画用紙を取り上げて並べる）こっちもね。……なるほど、これ何？　何してるのかな、（このもの）何考えてるのかな」など。

5　風景構成法

（画用紙を出して枠をつける）。「これからぼくの言うものを描き込んでいって、全体として景色に仕上げてみて。いい？　川、山、田、そうそう、道、うん、家、木、人、それから、花、動物、石とか岩とか」「あと何でも、あったほうがいいとキミが思うもの」……「うん、できた。色塗って仕上げてくれる？」……「できたね」（と絵を持って手を伸ばして私と相手との前にかざす）「これ、季節、いつかな。この山の高さ何メートルぐらい？　この川の幅は、えーっと深さは？」など。

6 粘土

紙粘土の塊の半分を「はい」と相手に渡して「これをこねてみて」「こねているうちに何かつくるものを思いついたら、それを作って仕上げて」……「ウン、できたね」（水彩絵具で色を塗ることもある）。

いずれも、制作中あるいは完成後に患者が語る言葉が重要である。ここで、描くこと、こねあげることは、驚くほど言葉の添え木の役を果たしている。そして、言葉は、描画なり粘土制作がなければ生まれなかったであろう内容になっている。そのたいていは、たとえ（隠喩、メタファー）である。しかも、そのたいていが患者のオリジナルである。なお、統合失調症の人がたとえや諺を理解しないというのは全くの間違いである。

5 相手が制作に熱中している間の治療者

「次は何を描くかな」「これからどうなるかな」と自由連想的に想像力を遊ばせながら眺めているのが普通の態度である。わがことのように眺めるようになるから、一種の関与的観察となっている。描画は関与的観察を単純容易に体験する機会である。眺めている私の姿勢は、陪席者が何かに記述していたところでは、机に腕をもたせかけて顎か頬を載せ、「日向ぼっこをしていて、ふにゃふにゃになっている猫のようであった」そうであるが、これは中年以後の人間の特権かもしれない。リラックスした関与的観察を行うのに良い一般的方法は、模写である。カルテに描き、色まで塗ることもある。模写は、ただ眺めただけでは理解できなかった絵の部分の秘めている意味、あるいは部分が全体に占める位置の意味などが実によくつかめるようにしてくれる。

粘土の場合は、相手に半分を渡した後は、手元に残った半分をこね、のばし、折り畳み、しながら制作を眺めているのがよかろう。箱庭は普及しているのでここでは省略しよう。しかし、この場合も写真撮影（ばかり）でなく模写をぜひお勧めする。

どの場合も、眺めながら、模写しながら、あるいは粘土をこねながら、私はいつのまにか自由連想をしていた。私は、相手に自由連想を求めることはなかったが、自分は自由連想をしていることが多かった。フロイトの言う「自由に漂う注意」は、これに近いであろう。

患者でなくて私のほうが画を描くことが時々あった。スクリッブルを行うこともあり、私が画を描くこともある。非常に苦しい面接の場合である。そのうちに、患者ごとに、その面接の際に描いてしまう絵というものが決まってきた。海の彼方に長い島と灯台を描く場合、いろいろな恐竜を描く場合、荒れた海を行く船と秤とを描く場合などを思い出す。これは端的に私の「逆転移」を表していると言ってよかろう。

四〇年以上の過去となった一九六六年のこと、最初に描画に乗り出す契機を精神科医になったばかりの私に与えたのは一人の少女である。二十一歳の女子大生である。主訴は離人症であった。躁うつ病か統合失調症かに論議が分かれて、非定型精神病とされた。精神科に転向したばかりの新人の私が受け持った最初の精神病圏の患者である。彼女は非現実感を訴えつづけていた。

完全開放病棟の大学病院分院に入院した彼女は何かの英文をタイプライターに打ちこんでいた。誰かが思いついた作業療法である。担当を命じられた私は、ある時、傍を通りかかった。タイプ済みの丸めた紙が机の横のくず籠に捨ててあった。そこに「眼」が数個描かれているのを私は目に留めた。「絵なら描くの?」「はい」。私は、当時、徳田良仁氏の用いていた描画課題シリーズに従って、分割彩色法から始めた。離人症の人はこういう時、まるで現実の淡さに対抗するかのように非常に澄んで濃い純色を使う。それもしばしば赤であった。彼女は次第に薬罐などの写生に移った。そしてある日、誇らしげに持ってきたのは、花が咲き、人の顔をした茸が躍る春の緑の野の真ん中に雪に覆われた家が一軒あるという絵だった。家の煙突から煙が出ていた。全体として、強い彩色であり、絵の水準は良い絵本の挿絵クラスであった。彼女は「外は春なのに家は冬なの」と言った。そして、なぜ冬かを語った。それから、彼女は急速に改善して退院した。この患者には後日談があり、再発があって、それはハッピーエンドで終わらなかった。私は「白い結婚衣裳を着て少しきゅうくつだけど喜んでいる」という夢の意味の危なさに気づかなかった。二〇分後にはっと気づいて後を追ったが遅かった。つまり私は白い結婚衣裳とは死を意味することにただちに気づかなかった。

絵画療法は同一治療者が同一患者に二度目に用いた時はむしろ成功しないのが普通である。他の治療法、たとえば、薬物処方の内容でさえ、その傾向がある。チャレンジするという感覚が患者治療者の双方になければならないのであろうか。したがって、「絵でもやっておくか」という「でもしか」精神では成功しなくても不思議ではないが、「やる」ことが開眼体験にもなるから、やめなさいとは言わない。

7 絵画シリーズ

このように、独りで描く絵（この場合「眼」）と面接の場にもたらされる絵とは、独りごとと会話が違うように別物である。絵はそれ自身が信頼度の高い情報を与えるとともに、言葉を活性化して、画を介さなくては生まれっこないような隠喩《メタファー》を生む。この隠喩にはしばしば一挙に患者の置かれている状況を照らしだすものがある。

隠喩は、「猫に追いかけられている鼠（私）」のような単純なものもあるが、魚と鳥とを一週おきに描き、「もう少し羽を温めていたい」というものから「荒波によって岩に打ち寄せられてゆく無人のボート」のような、畏怖感を以て黙って受け取るしかないものもある。しかし、花が一面に咲いたり、たくさんの蝶が舞ったりする画もある。針の先に球があやうく乗っかっているのと殻の中に籠もっている雛鳥を一枚の紙に描いて、「どちらもぼくです」という場合もあった。

一般に、画のシリーズは一組の患者治療者の治療で四〇枚から五〇枚である。およそ半年から一年かかる。この期間の画は一回きり的なもので、全体としてダイナミックなシリーズになっている。

この枚数を越えると、くり返しになるのが普通である。それは、日々が穏やかに流れているしるしであることが多いが、続けていると、新しい危機を、たとえば断崖や交通事故や救急車の形で告知してくれることもある。

最重要なメッセージを隠喩の形で開示する画は、全シリーズの中で多くて数枚、しばしば一枚である。その時がしばしば回復の峠である。それ以前は、準備、助走、瀬踏みであり、それ以後は落ち着き、成熟、広がりに向かうが、時にゆりもどしを告げてくれる。

中には、複数個のシリーズを使いこなす人がいる。それぞれ別のスタイルの画、たとえば、抽象画、具象画、人物画が別々の主題、たとえば感情、行動、知的考察を表すことがある。

8　非言語的アプローチの与えるゆるめ

私のこれまでの臨床を振り返ると、私個人の治療者特性かもしれないが、非言語的アプローチを使った場合のほうが、その後の安定性が高いようである。逆に、言語だけで十分やれると思ったために、どこか不安定性が長く残ったという悔いがある場合がある。

言語的アプローチの特徴は次の五点である。（1）語りかけの相手を意識の中心に据えなければならない。（2）導入に社交的レベルの対応が必要である。（3）相手の心理への探り合いが起こりがちである。その結果、双方が相手への気遣いの塊になりがちである。（4）語りの主導権は治療者に傾く。（5）相手との心理的距離が測りがたい。

実際、非言語的アプローチができるようになると、私はほっとする。そして、治療者の余裕感は一般に治療的である。

何よりも私の中の「内的モニター」が楽になる。それは私の言動をモニターしている私の中の何者かである。

なお、この存在の自覚の有無を患者にきくことも重要である。「きみは自分をモニターしている自分があると感じるか」と問うのである。「ある」と答える人は神経症圏の人であった。しかし、神経症圏の人が皆「ある」と答えるのではない。強迫症では、外来でやれる人は「ある」と答え、重症の「強迫精神病」と言いたくなる人は決まって「ない」と答える。うつ病の人では寛解期にあって社会活動中の人がしばしば「ない」と答える。これは、サイコーシスとニューロシスとの直観的な区別になるのではないだろうか。もちろん、治療者には内的モニターがぜひあってほしい。そのモニタリングも非言語的アプローチの際には（少し慣れると）単純明快になる傾向があるのではなかろうか。

というのは、言語とちがって、まず、（1）社交的要素がなくなる。（2）相手の心理的な構えを推し量る探索作業がおおむね不必要になる。さらに、絵画や粘土の制作という行為の場を頂点とする三角形が生まれ、面接が二者関係から一種の三者関係に近づく。三者関係は二者関係に比して格段に安定性が高い。そして、生まれつつある作品は患者のものでも治療者のものでもなく、場のものであり、場に属するものとして二者関係では表れないメッセージを発している。治療の場が一般に安定し、患者の自由度が高くなる。患者の断る自由が増大し、「語れ」という内外からの促しの圧力が減るのを感じる。

最後に、粘土や絵画は、自由連想が無効あるいは有害だとされる人にも安全に行える。自由連想が起こるのは治療者の中のほうである。これはしばしば有益である。

9　非言語的アプローチと言語的アプローチとの統合

一言にして言えば、非言語的アプローチが「母」とすれば、言語的アプローチは「父」である。言語的アプローチは、どこか論理的、整合的、因果論的、指示的、定言的、圧力的である。これに対して非言語的アプローチは、雰囲気的、前論理的、非因果的、非整合許容的、非指示的、非断定的、許容的、放牧的である。

言語的アプローチは妄想と非妄想、理性的と非理性的、社会的と非社会的とを区別せざるをえない。非言語的アプローチはこれらの区別がない。妄想的絵画、非妄想的絵画というものは、共に存在しないのである。だからか、葛藤は絵画に表現するほうが容易であるようだ。では、両者をつなぐものは何であろうか。

言語側から非言語側に向かって伸びるアプローチがある。それは、言語に属するが書きえないものである。それは、音調、抑揚、声の大小、高低、太細、清濁、寒暖、表裏、穏やかさ対けたたましさ、さらにはもっと繊細なキメである。また、声に伴うジェスチュア、顔の表情である。文法にもとづく狭義の言語を「言語の骨格」とすると、これらは「言語の肉体」である。伝達に両者は共に欠かせない。そして、肉体抜きで骨格だけでは伝達性に乏しかろう。統合失調症患者は特にこれらに敏感であり、認知症患者との対話でも言語の肉体面による伝達が次第に大きな比重を占める。

画や粘土でこれに相当するものはタッチや塗り方の違いである。

私の経過観察の経験では言語は表面的な変化を過大評価させがちである。

「絵画で何がわかるのですか」という問いが患者からあるが、「(私は)わかろうとしていない。感じようとしている。feel するのだよ」というのが私の答えである。やさしさ、ぎこちなさ、弱々しさ、遠さなどを始め、何を描くかよりも、絵のキメのほうが訴える力を持っていることが多い。

これらは言語的か非言語的か? 強いて言えば中間帯である。言語的アプローチと非言語的アプローチとは相互浸透的なのである。そして、隠喩は多くはイメージを伴い、媒介者として恰好のものである。

10　まとめ

絵画療法の方法を、過半数の患者ができるように開発し、それを一つの体系に収めたことは、経過の研究に役立っただけでなく、しばしば、患者の治療を直接間接にやりやすく、また、ゆとりのあるものにしてくれた。そして、言語的と非言語的のアプローチの区別を意識することはほとんどなかった。さらに間言語的アプローチ、雰囲気的アプローチ、環境的アプローチなどいろいろある。それぞれ、長所と短所がある。絵画は非常に複雑な同時的関係を表現するのに適している。しかし、「何々でない」「何々がない」という否定を表現できない。言語は単純な因果関係の表現に適している。だが、言語表現は本質的に要約であり、そういうものの長所と盲点を持っている。

なお、「想起された記憶は海馬通過によって記憶を更新する」という研究は『ニューズウィーク』日本版二〇〇九年五月二十九日号の科学欄三八ページ「「記憶を消す」という禁断の研究」（To Pluck a Rooted Sorrow）の中にある。カリム・ネーダー氏が二〇〇一年十一月、カリフォルニア州サンディエゴの学会で発表したそうである。記憶は想起されるたびに不安定な状態になり、この時に変更が加えられれば、それ以降は変更後の記憶が脳に再保存されるというのが研究の要旨である。私は目下雑誌にアクセスする手段を持たないし、かりに読んでも理解できないかもしれないので、有能な後進の努力にゆずりたい。ラットについての実験であるが、記憶に関連した心理学的治療――認知療法から精神分析まで――の生理学的基礎の一角に取りついた研究となるかもしれない。

（二〇〇九年）

Ⅳ

私が面接で心がけてきたこと
――精神科臨床と臨床心理学をめぐる考察

1　臨床のはじまり――病と障害の経過への注視

ただいまご紹介に預かりました中井です。ご招待ありがとうございます。「私が面接で心がけてきたこと」といっても、面接歴も四〇年を越えますので、時によって違ってきております。私は途中から医学部に転向したので、それがベースにあります。まずは、どのようにして精神科に入ったかということから話をはじめてみたいと思います。

医学部では、あまり満足できない内容の講義がいくつかありました。そのひとつが自律神経系の講義でした。自律神経系は交感神経と副交感神経とが補いあいながら対立しあっているもので、いわゆる心身症のひとつのベースになっているわけです。この自律神経系というものが講義ではさっぱりわからなくて、そのときに読んだのがアンリ・ラボリ（Henri Laborit）というフランスの麻酔医の『侵襲後異常振動反応とショック』という本です。ラボリはその後、向精神薬の第一号であるクロールプロマジンを精神科に導入するのですが、たまたまその本に出会ったというのがひとつ大きな転機です。

普通、特にドイツ系の外科学は、とにかくメスですべてを賄おうとしますが、フランスの外科学は二十世紀初頭以来、術後管理を非常に重視しました。これは日本で習う外科学とは相当違うものです。手術後の揺れがどのあたりから収まっていくのか、あるいは収まりそこなってショックを起こして命にかかわるのか、そういうことを術後の時間を追って調べ追跡していくのです。われわれはストレスという言葉を日常的に使いますが、ストレス反応というのは、自律神経系より後にそこから派生したらしい内分泌系のなかの視床下部、そして下垂体、副腎系、皮質系という系が反応のベースになっています。ストレスという言葉をつくったのはハンス・セリエ（Hans Selyé）というカナダの内分泌学者ですが、私はセリエの本も読みましたけれど、どうもこちらはあまり面白くなかった。

ただ私がここで何に興味をもったかというと、病あるいは障碍の経過なんですね。つまり時間とともにどう変わっていくか。これは私の今までの臨床を特徴づけるひとつの大きな軸になっていると思います。経過は調べにくいもので、たとえば血圧の経過を測ろうと思っても二四時間測定するのは難しいし、現在の方法でも、かなりストレスフルで、どれだけ自然な血圧が測れているのかわかりません。しかし、突然良くなるかゆっくり良くなるかを最初に区別したヒポクラテス以来、経過というものは、時間軸に沿った病気の流れを調べ、考え、感じることです。それが私の医者としての臨床のスタートです。ただしこれは実は少数派です。ある時点を選んで血液などを採って、非常に詳細にいろいろな数値を出していくこと自体は重要ですけれども、いかに精緻であっても、ある一点、ある時間でのことであり、しかも採った瞬間からどんどん過去のものになるわけです。逆に、いかに荒っぽくても時間を追って経過をみていくと、ある一点をいかに精密に測定してもわからない流れがみえてきます。例として植物を考えてみましょう。その植物をある時点で撮影していろいろなことを調べ、将来虫に食われるか食われないか、どんな伸び方をしていくのか、何百年も生きるのか途中で枯れるのか、ということは確実には予見できない。しかし、それほど調べなくても、ずっと植物を眺め、ちょっと虫がついたら取ってやり、足りないと思ったら水や他の栄養分を補給してやると次第にみえてくるものがある。これがヒポクラテス以来医学の基本であろうと私はその頃から思ってまいりました。

2　私はなぜ精神科を選んだのか

学生の間、私はあまり精神科を考えておりませんでした。ちょうどそのとき友人がうつ病になって、彼の婚約者と一緒に大学病院に連れていったのですが、そこでたくさんの人が電気ショックをかけてからベッドに寝かせてあるところを見て、こういうことは私には耐えられないと思いました。私は科学を志すには決定的に向いていないところがあるのですが、一つは不器用さで、実際に試験管は人の倍は割りました。ただ後になってから科学を神様みたいに思ってしまうことを危惧して、若いうちに経験しておこうと思ったところ、ちょうど医学部の管轄下にないウイルス研究所にひとつ席が空いていたので、そこへ入れてもらったわけです。大した仕事はしていませんが、そこから精神医学にもっていったもののなかで一番役に立ったのは、科学的に調べるのに適しているかどうかの判断です。適していないものは百年経っても実験を組むことはできない。この区別の仕方です。それで、いかに精神医学が遅れているかという一般論に悩まされなかったのが私の幸運だったと思います。もうひとつ、特にウイルスではそうですが、経過が日単位や時間単位で変わっていきます。伝染病については、その伝染の経過をグラフで表現していく習慣があるわけです。グラフ用紙を使いこなすというのは、ひとつのアートですね。グラフが書ければしめたもの、というのは、歴史学の人が年表が書けたらしめたものだというのと同じです。その両方を習慣として行うようになりました。残念ながら私の工夫したいくつかのグラフはあまり使われていませんが、私はグラフを描くことでずいぶん助かったと思います。

その頃まだ精神病というのは、どちらかというとハンセン氏病あるいは結核のように非常に治りにくい病気とされていました。統合失調症は、治ったらもともと統合失調症ではなかったのではないか、などといわれていたものです。がんの場合も自然治癒が起こっても理論的には不思議でありませんが、報告すると、最初からがんでなかったのではないか、といわれるのと似ております。私の頃まで精神科医には、せめて生涯にわたって病気に悩む気の毒な人の側にいてあげようという人が多かった。私は幸か不幸かもうひとつ見学に行ったのが脳外科でして、その頃の脳外科というのは手術をしたらそれだけけでした。日本ではリハビリはしないのですかと聞いたら「いやぁ君、重要なことはわかるけどね、人の手術の失敗後の面倒を見たい人はいないよ」といわれました。また、神経学というのは、脳出血とか脳腫瘍とか脳の変性疾患を扱うのですが、当時の治療は治療法がほとんどなく、極端にいえば脳にな、っ、て、い、た、だ、い、て、か、ら研究するという姿勢でした。ところが、精神科病院に行ってみると、少し弱々しくても、なんとか退院する方が多いんですね。そのように退院する方がけっこういるので、これは希望がもてるのではないかということで精神科を選んだわけです。

そのときから精神科病棟に入る方法を考えはじめました。その頃ジョージ・シャラー（George B. Schaller）という類人猿学者がいて、彼がゴリラと出会う話を本で読みました。その頃日本のサル学者はゴリラとうまく出会えなくて、代わりに雑食性のチンパンジーを餌付けして研究していました。失礼ながらエコノミックアニマルのやり方だと思いました。研究が終わるとチンパンジーはバナナをもらいに出てきても手ぶらで帰ってゆくわけです。日本の探検隊は「ゴリラのようなノーブルな動物はとても人間の祖先」とは思えないといいました。これは当たっていたのですが、シャラーという人はひとりで森に入ります。するとゴリラにはさっぱり出会えないけれども、ゴリラのいた痕跡は便とか何かいっぱいあります。だからゴリラはこの森にいるに違いない。実際、シャラーが森のなかにいると四方八方からの視線を感じるのです。それで、これは自分が過剰に人間でありすぎるからだ、森の一部になったらゴリラは出てくるんじゃないかと思って、森のなかにずっと立っていたんですね。そうして森の一部になりかけてきたかなと思う頃、ちらちらとゴリラが出てきて、結局最後はゴリラと一緒に壮大な夕日を眺めたりゴリラと背中を合わせて昼寝をするところまでいくわけです。しかしこうなると論文を書くというようなことはしたくなくなったのか、シャラーの論文はあまり面白くなかったですね。

精神科病棟に話を戻せば、当時の精神科病棟は閉鎖的で独特な匂いがして長くはいたくないものでしたが、私はシャラーの話を知ってから、まあその一部になったらいいだろうと思ったわけです。最近、私の知っている精神科病院からは匂いはなくなりました。一時はあの匂いは統合失調症の特徴ではないかと疑われ、統合失調症者を蒸し風呂みたいなところに入れて空気を集めて特異物質を探したりしたようですが、何も出てこなかった。私にしてみれば、患者であろうとなかろうと、話していて急に不安になると、あの匂いがします、息のなかにあの匂いが混じってくるのです。つまり不安になったという信号です。受験生はあの匂いがするという人がいます。

それから私の治療方法があまり自分を出さないものになり、窓を開け放ってそこに風が吹きこんでいるけれど誰もいない、という感じに近づいた時のほうが面接がうまくいくことに、少しずつ気づいていくわけです。そのきっかけは、シャラーの昔々の本に始まることでした。

3 精神科臨床の日々

私が精神科に入ってから今までを振り返ってみると、その頃経済的に楽でなかったものですから、いつ経済的な責任を負ってもいいように、学生時代から眼科の勉強もしていました。眼科は事実上がんがない。ひとつだけある子どものがんは小児科に行くのです。出血で死ぬこともない。緊急手当ても五種類しかなく、非常に安全なんですね。そしてきちんと数値を測っていけば、駆け出しでもベテラン並みの結果が出せる。私は精神科では少数の患者を診るだけにして、二年ほど眼科で飯を食っていたんですね。私の眼科の腕を評価してくれた大学の先生から開業の手伝いをするようにいわれました。ところが大勢をこなせるようになりますと、まあ私のような不器用な人間は芸が卑しくなるわけです。なまじできてしまうことの恐ろしさを知りました。いつか眼科は辞めようと思っていましたが、こうして進歩がなくなったことが大きな理由だったと思います。

一方、精神科のほうは大学病院で一人について週に二、三回診察をしておりました。私の最初の患者は、ローレンス゠ムーン・ビードル症候群の患者でした。それは、知恵遅れ、指が六本以上ある多指症、それから視力が網膜の変性のために低下する色素性網膜症をあわせもった劣性遺伝なのですが、兄弟全員がローレンス゠ムーン・ビードル症候群の方でした。一生に普通一例か二例しか診ないこの人を診ることで私は、どこにも書いていないこの患者の行動に寄り添って彼と良い関係ができたわけです。ただ尿毒症で亡くなられましたけれど……。

そして二番目の患者さんはカナー型の自閉症でした。この患者さんは風船を膨らませては割るということをずっとくり返していました。そこである時私は風船に顔を書いたのですが、私を真似して目鼻を書くようになりました。これはうまくいくかなと思ったら、目が三つになったり四つになったりしてきまして、やはりこれはたいへん難しいものだと思いました。彼は四歳か五歳の子どもでしたが、自分が住む村の墓場に行って墓石を近くの小川に投げ飛ばすんですね。ここで私が学んだことは、人間は何分の一かの力しか出せないようコントロールされていて、これに対していわゆる火事場の力というのがありますが、力の歯止めが利かなくなったら大変なことになりかねないということです。チェルノブイリもちょっと無理に出力を上げようとして大爆発を起こしてしまったわけですけれど。つねにゆとりをもって患者の生活を相談していき、決してエネルギーを絞り尽くさないという教訓を、彼から学んだと思います。

三番目はスキゾフレニアが始まったばかりの患者さんで、診断名は非常につきにくかったのですが、今から見るとトラウマの要素が非常に大きかったと思いますね。実はこの方は一卵性双生児で、もう一人は故郷の精神病院に入っていたんです。それで私はその年に、一度会いに行きました。そうしますと、ぽちゃぽちゃと肥った慢性の統合失調症患者になっていたんですね、すでに。ところが私が担当した方はむしろ痩せてぎらぎらと眼を輝かせている。ときにモーツァルトの音楽に浸りすぎて「モーツァルトが鳴っているときは私がいない。私が戻ってきたときにはモーツァルトがない」といったりしていました。双子のうちどちらが良かったのか、そもそもこの違いは治療方法が違うからなのか、わかりませんでした。ですが私が診た方は、高校を出て東京都の保健所に勤務した時に同僚からポルノ写真を見せられるんです。すると女性が気の毒になってきて、それを考えて眠れなくなって、という道をたどりました。もう一人の方も恋愛に関連して発症するのですが、とにかく私が診たケースは私には忘れられないケースです。というのは、この人は非常に苦しみが強く、もう他の患者を診るのはやめて自分だけ治してほしいと要求までした人でしたから。

しかし、この方はそのうち独りで絵を描きはじめ、そして私に見せるようになりました。そのときに絵の力というものを知ったのです。つまり言葉では決して出てこない内容の話が、絵を添え木にして自然に出てくる。そのとき絵には、症状がそれほど重きをなしていないということに驚きました。つまり症状は生活の全部を占めているわけじゃないんですね。症状はほとんど絵に出てこないんですよ。せいぜい人間と人間とのあいだの影響力が、一種の波動のような形で淡く描かれるくらいです。そして彼は、対人関係の混乱や自分が置かれた位置について、尖った針の上に石が一つ乗っていて、隣にある卵に閉じこめられたヒヨコがいて、このヒヨコもこの石も自分であるというのです。これは言葉、問答では絶対に出てこないと思います。これは症状ではなく、むしろ彼が自分のあり方を感じているあいだにできたものです。普通、統合失調症の人の絵はあまり影や勢いというものはないのですが、回復期に激しく叩きつけるような絵を描くということもわかりました。この患者さんの場合は十八歳の少年でしたけれど、人が乗っていないボートが波に寄せられて岩に接近していく絵を、油絵の具を画用紙に叩きつけて描きました。その後になって、さっきの鳥と石の絵を描き、さらに内部に自分が座っている洞穴を描き、上にも上がれず下にも落ちないという絵になっていきました。あるときには多数の花を同時に描きました。それから天体の絵を描いて、地球を離れて遠くから眺めたら自分も小さいものに思えると話したりしました。

患者さんに絵を通じて治療をするアートセラピーがさかんなヨーロッパでは、絵に芸術作品として商品価値がついていますが、私はそれを好みません。治ったら絵が売れなくなるということになるのです。私は絵をあくまでメッセージの媒体として考えます。その頃たまたま自発的に絵を描く患者さんが三人いました。その絵画を、描いた順番に並べてみると、わかってくるものがあります。流れをとらえるということですね。見かけはあまり変わっていないのに、絵が大きく変わることがあります。これが励みになりました。

精神科医が当時非常に悩んだのは、毎回同じ面接をして、最後には睡眠と食欲と便通くらい聞いて終わることでしたが、その退屈さから救われ、患者のなかにはとても大変なものが生き生きと動いていることを、私は知ったわけです。こうなると、患者がどんどん回復への転換期である「臨界期」に入るのです。それで同時に三人以上はとても診ることができなかったので、慢性の患者さんを意図的に三人ずつ選んで治療を行っていました。そうですね、そのはじまりにはなにか言葉以前のものを感じるという面と、謎解きに近いような、クロスワードパズルを解いていくような面とがあったと思います。そのどちらかに傾くと「これはちょっと偏っている」というセンスが徐々に生まれてきたのが二、三年目でしょうか。そういう感覚がまさに、患者の言動が誰かの理論通りだと鬼の首でも取ったように誇る気持ちを抑えてくれたのだと思います。同時に私は、結局何派でもないということになってしまって、おまえは何派だと聞かれたら苦し紛れに「リアリズム」といっていました。これは「実際に則して」というつもりでした。その時だけですが、患者は次々に臨界期に入りました。アートセラピーによってよくなる寸前の人がダムのように溜まっていたのでしょうね。

4　症例は生活の輪郭を描く

それからだんだん私も変わっていくわけですが、最後のほうになると、患者さんのために四〇分、初診の場合には二時間くらい時間を取って診るようになっていきます。初診で一時間以上取ると、かなり急性の患者さんの場合でも、その人の生活のほうが比重が大きく、病気はごく一部であるということに気づくようになりました。しかし症状も軽視せず、症状そのものの動きをグラフで追いかける方法も開発しました。すると症状だけが病気の動きでなく、病気はその人の生活の一部分であるということが見えてくるわけです。一時間症状の話ばかり聞くのは臨床ではよくあることかもしれませんが、しかしだいたい四〇分経過したあたりからくり返し同じ話が出てくるものです。

これはアルコール中毒の人を診ているときに導入した方法ですが、野球はどのチームのファンなのか、魚が好きか肉が好きかなど、一種の生活の輪郭みたいなものを聞いていくわけです。アルコールの場合には好みがある人ほど予後が良いんですね。もうアルコールなら何でも良くて、えいやっと飲んでしまって意識混濁に潜りこみたいという人は、やはり予後が良くない。しかしアルコール中毒に限らず、うつ病であれ統合失調症であれ、つねにその人が生活全体のなかでどのように位置づけそこから離脱しようとしているのかを考えるようになりました。初診のときに長く時間をかけると二回目からは待ってくれますが、初診のときにそそくさとやった人はあまり待ってくれない、それは当然だと思います。それなら三分診療はどうなのかといわれますが、実は三分診療にも利点があります。たとえば薬の処方は生活の話に入ると難しく、短期間の診察のほうが効率的かつ正確に処方できることが多いですね。それで私は薬は他の人に処方してもらうことにしました。それにはプラスもマイナスもありますが、ただ長く話を聞くと薬の量は減ります、ずいぶん減るんです。

それから私はある時に気づいたのですが、精神医学に「貢献した」患者、治療者にあまりに多くを与えすぎた患者は必ずしも予後が良くない。たとえば電子工学の大学院生だった人は、緑内障という失明に至る病気をもっていました。私たちは急性精神病状態にならず、眼圧が上がってくるところで食いとめることに成功したのですが、ついにこの方は失明されたのです。

それからもう一人の女子大生は、作業療法を行っていたのですけれど、作業療法に使われていた紙に走り書きの絵があったので「君はこういうものなら描けるの？」といったら、そのとたん「絵なら描きますよ」といった。その時、外は春景色なのに家だけは雪が厚く屋根を覆っている絵を描いてきて、そして「ここだけはまだ寒いの」という話をしてくれたのですが、たった一度だけ回復したことがありました。この人は躁うつ病であるか統合失調症であるかと診断が分かれたケースですが、二度目には躁状態で発病され、そして結局出奔して投身自殺をしました。浅い川の橋から落ちて、外傷は全然ありませんでした。私はすぐに追いかけたのですが、おそらくショック死であろうという診断でした。

先ほどボートが波に打ち寄せられて岩に近づく絵を描いたケースについて話しましたが、この人は亡くなってはいないはずで、もう六十歳くらいでしょうか。ただ私と別れるとき「私は悲しみをもって焦りのかたまりとなって生きていきます」といって、私の転勤を見送ってくれました。

そういうこともあって私はケースをまとめることを怠るようになりました。私の症例報告は少なく、前半に偏っています。ある神経性食思不振症の女性のケースも四回だけ載せましたが、それでもそのとき私の側も自分はどういう感じがしてどう思ったかということを書いていったら、四回でも与えられた枚数を超えてしまいました。実際は全体で一年以上の治療だったのですが、こうして振り返ってみますと、私は自分の主なケースについてほとんど書いていないですね。書くべきか書かざるべきかというのはたいへん難しい問題、答えのない問題だと思います。ですからおそらく一万枚を超える患者さんの絵も、病院に寄贈されていますが、そのかなりの部分は地震でカルテが失われていて、それから別の部分は東大分院が廃院になったときに破棄されています。まあ私は今の気持ちとしては、これでいいんだと思っております。

フロイトの「アンナ・O」というケースがありますが、これは非常に手に負えない患者として載っているわけです。しかし彼の手を離れてから一転、彼女はクロイツリンゲンというところに入院していて、人生の後半はユダヤ系の人を集めた女性解放運動のリーダーとして活躍し、戦後郵便切手の図案にもなっています。このケースと同じように、もう連絡が途絶えたから生きていないんじゃないかと思うようなケースから、何年か経ってから、今皆さんの力で助けられて学校に行っておりますという便りが舞いこむこともあるんですね。あるいは、これだけ強固な妄想があったら抜けられないだろうというケースからも、それが消えて元気だという手紙をもらうことがある。ただ、そういう方は自分から会おうとはされない。ある羞恥心が働くようです。統合失調症関係で超高熱を発して亡くなるケースが昔はありました。このケースの場合、私の頃はただ氷で冷やす、攻撃的な治療はしない。案外、こういうケースのほうが治りがもっとも良いんです。ただステロイドホルモンを二回注射して一気に回復させたこともあります。ただそういうケースは私に感謝してくれるけれど、主治医を代えてほしいというんですね。どうしてかというと恥ずかしいからです。あられもない姿を見せた羞恥心が患者さんにも働くということを、われわれは知っておかねばならないと思います。

大変まとまらない話ですが、テープに起こしたら論文になるような話し方はだいたい面白くない。ということで、ちょうど一時間です。

（二〇〇九年）

私の外来治療

1

私という、もう若くない医師がどういう外来をやっているのか、書いておくことにしよう。

私は、自分では、まず、小心な医師だと思っている。冒険をしないというのが私の方針だ。もっとも、外から見ると、そんなことはないといわれるかもしれない。その時は、他の選択肢がないと思っている時である。振り返れば、私が視野狭窄を起こしている時もあったが、今でも、他に選択肢はなかったのではと思う場合もある。医師は精神的に追い詰められないことが一番大切だが、現実というものは医師のサイズに合って作られているわけではないから、行き詰まることがどうしてもある。そういう時にたすけてくれる仲間がいることがとても大事であった。孤立無援感は、医師を視野狭窄に追い込みやすい。実際、困っているとさっと手を差しのべてくれる職場で働いてきたことは、振り返ると、なかなかない幸運であったと思う。精神科医の余裕感というものは非常に貴重なもので、何をおいても守りたいものだ。余裕感のない医師にみてもらう患者はあまりありがたくない目に遭うはずである。

では、余裕感のない時はどうするか。それがわかっていることがまず重要だ。私は外来の前の晩はよく眠るようにしている。しかし、そう行かなかった時は、なるべく重要な決断を避け、できるだけあっさり済ませるようにしている。私は、風邪を引いているというぐらいの理由は述べるほうがよいと思っている。多少のプライヴァシーが患者に知れるのはどうせ避けられないことである。

私は実際は保守的だと思う。処方をみていただければわかる。新しい治療法は、よほど納得しないと使わない。またリアリズムを心掛けたい。たとえば、患者が働いている姿がどうしても眼に浮かばない時に、働けといわないようにしたい。

冒険はしないが、実験精神は忘れないようにと思う。つまり、取り返しがつく範囲でなら、やってみるという気持ちに患者がなることは歓迎する。たとえ一日で辞めても、「今はその仕事では一日やるとどんな感じになるか」というデータは得た、それだけの収穫はあったと患者と共に評価する。「実験というものは失敗しない」という極論を私は吐く。

冒険ができないのは、外来が、一週間なり二週間なりの先を想像しなければならないからである。入院ならばすぐ訂正できるところが外来ではできない。外来中心だと、どうしても保守的になって当然だと思う。

外来の処方変更はとてもむつかしい。少量の薬で安定している人は何年も同じ処方で通しているのが私の実情である。減量といっても、フルフェナジン１㎎をさらに半分に減らすことの意味がどれぐらいあるか迷う。生理学的にタバコ以上の害があるかどうか。

外来は数年前からコンピュータ化されて予約制になっている。これで待ち時間はかなり減ったそうである。しかし、一時間六〜八人という病院の決まりの人数の診療を一時間でこなすことは実際上不可能である。さらに、当日診を受け付けている。新患が来る。予約外の日に来た患者は、建前では予約者より後回しにすることになっているが、実際は、予定外の患者のほうが緊急性が高いことが多い。結局、いつも遅れている列車を運転している運転士そっくりの心境である。頭の中で絶えず何分遅れているかを意識しつつ、同時に安全を無視できないのが運転士である。

若い時にはそういうことはなかったが、今は意識下でかなりきちんとスタミナの配分をやっているのであろう。その証拠に、終わってほっとしたところに患者が臨時にきたならば、これは全く仕事にならないのである。二桁の足し算を間違うのが、外来終了後の私である。スタミナの配分をきっちり行うようになったのは、老いへの私の生理的適応であろう。意識的に計算しているわけではない。身体が計算しているといおうか。

待っている患者に対してできることは、せいぜい、ひんぱんに待合室に顔を出すことぐらいである。これは患者を呼び込むのにスピーカーを使わないからでもある。見学者のいる場合には——立場上実に多い場合だが——せめていっしょに部屋に入ることで許してもらうほかはない。おおぜいの人のいる診察場面に一人でドアを開けて入るのは、それだけで血圧その他の数値がおかしくなる事態だろう。まず脈をみて六〇ぐらいになってから診察を始める。

待合室を歩くことは、その他にもよいことがいくつかある。まず私の運動になる。脚のこわばりがとれる。試しに計ると万歩計で三千歩ぐらいになる時もあった。それから、苦しんでいる患者、落ちつかない患者がわかる。そういう場合には早く診る。私の患者でない場合には情報を伝える。外来ナースの定員が廃止されたからにはなおさら必要である。

外来の建物が新しくなった時、ベッドの二つあるコーナーを作ってもらった。これはよかった。ここで点滴もできれば、すわって待てない人に休んで待ってもらうこともできる。処置室の硬いベッドではなく、入院用の幅広いベッドである。さすが話し声が洩れない個室ではないが、カーテンを引いて奥まった感じは出ている。注射後三〇分いてもらうとたいていの事故が防げる。デイ・ホスピタルも可能だが、実際にはそこまでやっていない。

待合室を歩いていて、連絡船の都合のある人（私のいるところは港町である）、学校に遅れそうな人に会うと、都合を聞いて、周囲に聞こえるように事情を語って順番を繰り上げることもある。老人や身体障碍者には「〝優待パス〟ですね」と言って早くすることもある。こういうことは、事情さえわかれば、他の患者が認めてくれるものだと私は信じている。そう信じるほかはないといおうか。このように「待合室をたがやしている」のは、多少は外来が殺気だたない役に立っているかもしれない。

私は、とにかく、下地の積み重ねを心掛けている。精神療法も薬物療法もいい条件の下でなければ効果がないと思っている。富士山に登るのに三保の松原に船をこぎよせることから始める者はおるまい。治療も、八合目までは、環境であり、姿勢であると私は思う。私が勤めていた精神病院の待合室は、大きな花瓶を囲んで適度に硬いがゆったりした椅子が配置されていた。この頭でっかちの花瓶が壊されたこと、倒されたことは一度もなかった。硝子さえ割れたことがあったかどうか。待合室のふんわりした雰囲気はたいへん重要である。私の友人の診療所の待合室は「ここで待っていると、先生にいおうと思ってきたこともあらかた消えます」と患者がいうそうである。ほんとうにいいたいことだけが整理されて残るような待合室はすばらしい。そこは三階なのだが、窓辺に低い植物が二列に並べてある。飛び降りを防ぐのに、葉むらの柔らかい感触は柵よりも有効である。

ピッグルの著作に見取り図が載っているが、ウィニコットの診察室はさすがだと思う。ウナギの寝床のような細長さはこういうスペースしかなかったのだろうが、入口と出口が別々である。私もできれば患者の入口と出口とは別にしたかった。出口は、できれば、待っている患者の前を通らずに帰れるようにしたかった、それは実現できなかったが。診察直後の顔は待合室の人にも見せたくない場合があるだろう。

私の歩く待合室は、決して模範的なものではない。長椅子を平行に並べてある大きな部分が一つと、凹凸がある通路の凹みの部分に二、三人掛けの椅子が置いてあるところが何箇所かあるように何とか作ってもらった。患者の好みによって座る場所がだいたい決まっている。いつもと違うところにいると、おやと思って見直すことになる。患者がいつもよりやつれているか、やせてきたか、などは待合室でそれとなく見るほうが当たっている。患者がけっこう場に応じて顔を作るのは、患者をたまたま町で見かけた人は納得されるだろう。うつ病の人の顔が時刻によって変わるのはいうまでもないが、つい忘れがちである。軽いうつ病の人は顔を作る名人でもある。

2

私の診察室には背後の時計の下にクレーの色彩分割の絵が掛けてある。私自身の落ちつきのためでもある。私は窓を背にして座っている。窓は緑がそよいでいるのがいいが、残念ながら三階である。窓辺に人造の果物を入れた籠と、錫のポットが置いてあるが、緑の代わりである。

机は木製のにしたかったが、どこにでもあるお仕着せの事務机である。私がこれだけはと思って着任の時にそうしてもらったのは、患者の椅子と医者の椅子とが全く同じ、背もたれ、肘掛け付きの回転椅子なことである。すべての診察室がそうなっているはずである。

これは、ただ患者と医者とが対等であるという象徴的意味だけではない。丸椅子は、三六〇度の姿勢保持努力を必要とし、患者の脳の力がそれだけ減る。役所などで相手を恐れ入らせるにはいいかもしれないが、頭に余裕があるほうが面接が滑らかにゆく。背もたれがあると、姿勢保持努力は左右だけになるが、なお不安定である。肘掛けがあると、姿勢保持の努力がまったくいらなくなる。そのうえ「囲まれている」という心理的保護感がある。安心して「前」、つまり治療者に向き合えるのである。なお、椅子には適度の硬さが必要である。柔らかすぎる椅子は、姿勢感覚が怪しくなり、また努力が必要となる。応接セットでの面接を私は好まない。それは、また、方向が固定しているからでもある。対面、九〇度、平行面接と、自由に動けるのがよい。

あまり書くと、書いたという事実に縛られて私の精神の自由度が減る。「ゆとり」などという言葉は、文章に書いたために私自身がさらりと使いにくくなってしまった。何もかも書くというのは自滅行為である。だから、おおまかに再来の場合を書くが、私はふつう、患者ともつれこむように入るか、ドアを開けて迎え入れるようになっているはずだ。着席は私のほうが早いはずである。そのあいだに、ちょっと患者の顔を仰ぐような感じで、歩き方や眼の動き、顔の対称性、顔色その他を診る。

それから、必ずというわけではないが、脈をとる。何のためかというと、まず、患者が平静かどうかを知りたいのである。脈をとるという行為には、多少、平静を促す力があるかもしれない。脈をとっているあいだに時々患者の顔を見ると、患者はまずいいたいことを話しはじめるだろう。脈をとりつつ皮膚の湿りぐあいも診る。こういうことはあまり書かないほうがよいのだが、私のほうに余裕のある時は、何か大切なものをそおっとさわるように扱うことを心掛ける。そうそう治らない患者を前にしての、せめてもの気持ちである。生物学的精神医学的には患者の、そして私の辺縁系や視床を大事にしていると思ってもらってもかまわない。

診察というものは、基本的には「臨機応変」「出たとこ勝負」である。ここではほんとうに事件のない、穏やかな一週間なり二週間なりを過ごしてきた場合に限ろう。

私は脈の次に舌を診ることが多い。これは中国留学生と共同で診察した時以来の習慣である。もっとも、古いカルテにも、系統的ではないが、舌の所見が書いてあったりするから、若い時の私は身体に何らかの手がかりを模索していたのだろう。もっとも、精神病院に勤務して、長く入院していた患者を診察する時、話題がなかったから、身体診察をし、絵画療法をしたり、粘土をこねたりしたというのが実状であった。

私が感じたのは、中国の医者がいうような、舌が全身の鏡だということだけではない。舌の診察をとおしてできる転移、逆転移関係は、実際、絵画療法よりも強く、また動揺するものであるということである。舌を診ても何もわからないならば、こういうことはないのかもしれない。しかし、子細に舌を診られている患者は、無防備に身体を、その秘密を明け渡している感じがするかもしれない。私のほうも、非常に重要なものをみせてもらっているという感じである。私には舌の診察はけっこう怖い。

せっかく舌を診るのである。まず、十分突き出せるかどうか。ふるえや舌こね運動はあるか。左右への触れはどうか。偏りの例が意外に多い。慢性患者で舌の正常なのはないぐらいである。舌の実質というと、ほとんどが筋肉だが、これが萎縮している。舌が小さい。あるいは平べったい。筋肉が弾力性を失っていて、歯の跡がくっきりと付いている。さらに筋肉が断裂していて、縦に、あるいは横に深い断層が走っていることも少なくない。苔を診る。苔とは、糸状乳頭とその上にくっついている細胞や菌とその死骸や老廃産物である。生活臨床でいう能動型の、社会復帰段階がむつかしい慢性患者の舌が中医学的にはいちばん異常である。舌の実質が痩せているのに苔がべっとりと厚く、その下の毛細血管も真っ赤に充血している。資源が枯渇しかけているのに、前線では盛んに戦闘が行われ、補給も盛んであるという状態にたとえることができるだろうか。糸状乳頭が長いということは、細胞水準の代謝が下がっていることを示唆する。舌苔が厚く褐色あるいは黒色なのは、口腔内部の自浄作用が円滑でないことを示唆していよう。この厚い舌苔が取れることがあるが、その跡には、糸状乳頭の密度が下がっていたり、切り株のように先端がなくなっていたり、時にはまったくなくなって、いわゆる鏡舌になっていたりする。そういう患者は生命水準でも何かと闘い、力尽きてなおその闘いの姿勢を崩せずにいるのではないか。

私はうかつにも、精神病においては身体はバイパスされて精神というか中枢神経系に衝撃が直接行っているのだと長らく思っていた。どうやらそうではないらしい。胃潰瘍であるとか、円形脱毛症などは局地化された身体化である。そういう局地化がないだけである。思い合わせれば、思考や観念も局地化されれば神経症段階で留まったかもしれない。医者が気づかない時もほんとうにある。

私は、こういう変化が精神病に特異的だというのではない。内分泌病を通過してからの私にも舌実質の萎縮と筋肉線維の断裂が生じている。幼い時に重い感染症を経過した人にはなはだしく断裂が残っているのも見た。非特異的変化である。あるいは非特異的な枠組みで診ているからかもしれないが。

舌が重要なのは、かなり敏感に変化することがあるからである。というか、変化する患者の状態は軽い。あるいは予後がよい。断裂さえ、浅いものは修復される。苔は薄くなる。糸状乳頭も再生する。精神症状も絵画も舌も、変わらない時は何年も変わらず、変わる時にはほんとうに日の単位で変わる。ヒポクラテスが言ったとおりである。

3

何の話題もなければ、実に平凡だが、睡眠と食欲と便通とを聞く。この辺のことは書いたことがあって、くり返さない。目覚め心地とか、味がわかるかとかである。

その後であるが、話は症状のほうに行くか、生活のほうに行くかであろう。

もし、症状のほうにゆくなら、私は患者が話さない限り、話を広げる方向には持ってゆかない。むしろ限定する方向に向かうほうがよいと思っている。持続時間とか、好発時刻——一般に夕方が多い——とか、症状が続いている間に症状がどう変わるかとか、消えた後どういう感じがするかである。朝から晩まで続いていると思ってかからないほうがよい。実際、持続時間が数分という答えが返ってくることさえある。幻聴も、一分に何回かなどと聞くことがあるが、教条的にすることではない。

私の考えでは、病理学は精神病理学であろうと身体病理学であろうと、差異に注目し、差異を強調する。これに対して、そもそも治療とは「非差異化」である。共通性に注目し、特異的なものを相対化し、非特異化する。おそらく、精神療法における解釈というものも、相対化、共通化、非特異化であるはずであろう。薬物療法も、療法であるからには、おそらく同じことであろう。私の患者が治療の場で描いた絵画は、いっぱんに平凡な、「患者の絵らしくない」絵が大部分である。

妄想や幻覚についても、私は時間や空間的限定を試みるけれども、これらを「自我に再統合する」という大それた課題を自分にも患者にも課さない。自我どころか、夢にさえ再統合できないからこそ、妄想や幻覚なのであろう。これに対する姿勢が変わることは時に期待できるけれども、意識というものの逆説性のために、注意を向ければ向けるほど固着化し、重視すればするほど肥大する傾向がある。カサブタのように要らなくなって脱落するのが、実現可能で、いちばん望ましいことではないだろうか。

薬物で消去できるものは消去してよいと思う。しかし、これは患者が、それを望んでいる限り可能なのである。恋愛妄想を消去する困難は、恋心を薬で消す困難に近いかもしれない。

妄想というものの厳密な定義——そういうものがあるだろうか——と離れるが、妄想の特徴は何といってもまず反復性である。初期の妄想様色調には多様性があるが、この妄想様色調はそのまま消え去ってしまうことも多いけれども、いつのまにかくり返しの妄想話に変わってしまう。同時に音の調子が変わって、音域の狭い、フラットな音の調子になる。音調の狭さと単調さとくり返しとが、妄想話の特徴である。たぶん、ヒステリーの慢性患者の語り方も似ているだろう。

妄想について、正面から反駁してもはかないことは大昔からわかっていることだ。しかし、自分は経験していないこと、私には不思議だに思えること、自分ももしそういう状況に陥ったらどういう感じがするだろうということ、きみも生まれてからずっとそうではなかっただろうということ。

――以上には賛成が得られるのがふつうである。「ひょっとして間違っていたら大変だから、その考えなり声のままに行動しないように」と助言することは、しないに勝る。「事件」を起こすときみの人生が狭くなってしまって損であるし、私にもどうしてもあげられないこともあるかもしれないという限界づけも、しないに勝る。

しかし、どうして慣れが生じないのだろうか。退屈しないのだろうか。「向こうからやってくる」という性質を帯びるにしても、である。満たされるまでは恋心に慣れが生じないように、不可能に近い願望――パイロットになる、司法官試験に受かる――には慣れが生じにくいのだろうか。しかし、こういう願望をあきらめる時期というものがいつかは来るものだ。おだてるような妄想も消えにくい。幻聴はどうか。前にも書いたように、緊張している時の幻聴は緊張が解けることによって弱まる。リラックスしている時に聞こえる幻聴はそれほど目の敵にしなくてもいい場合がある。

結局、妄想や幻聴の生活における比重が下がっていって、いつのまにか消えるという形を取ることがいちばん多かった。この過程で身体の動揺や悪夢などの、私のいう臨界期現象が起こることがあると私は思うが、私の若い同僚によると、それがわかりやすい病院とわかりにくい病院とがあるそうである。私もグラフに描いてはじめて気づくことがあるので、そういう場合もあるだろうし、外泊や外出が多いとか、看護記録のよしあしによってわからなくなることもあるだろう。面接回数が減ると、入院患者では急速にわからなくなる。それは、チャンスを逸することなので、実に残念である。

4

妄想を標的としないということは、また同じ話か、うるさいということと違う。焦点をもう少し奥に当てて聞くという感じなのだが、どういえばよいだろうか。音調がフラットでない妄想は身を入れて聞くことが多い。たとえば、田中角栄から何億円貰ったという類の妄想——これがけっこう多く天皇関係に取って代わった観がある——にまじって、一人で家にいる時に「不良」が女を家に連れ込んで「悪いこと」をするのです、という話が混じればこれははっとする。生活歴を聞いているからなのだが、父が母と離婚してから女性を連れ込んで、それを子どもが目撃し記憶しているという例も何度か経験した。小学生以後だと、抜毛症など心身症になるのだが、三歳から五歳ぐらいだと、さまざまな父親が一つの父親に統合されかけているところであり、そういうことに及ぶ男が、父親の外見的特徴を持っているとしても、あの親しみをもって接してくる父親と同一人物とは思えなくても不思議ではない。もっとも、こういう妄想がこの時にできて思春期に孵化するのを待っているとは思わない。ぼんやり不思議に思っていることが、思春期に結晶することのほうが多いだろう。神話は現場では作られないものだ。フロイトは、夢には現実につながるヘソがあると考えていたそうだが、妄想にも時にヘソがある。しかし、こういう話を中年の男性から聞いても、私の考えを解釈として返す気にならない。遥かな昔、とうてい呼び返せないことではないか。私はやるせないため息をつく。多少意味があるとしたら、このため息である。この世には呼び返せないものもたくさんあるということだ。

河合隼雄先生は、こじれた患者の問題には、もつれた毛糸をふわふわとほぐしているような感じで接するのがよいといわれたが、そのとおりである。柔らかく、糸を引っ張りすぎずに、あちこちに軽く触れているような感じである。

振り返ってみると、妄想が消えることがそれほど難しくなかった病院もあった。逆にほとんどの患者が梃でも動かなかった病院があった。私の絵画療法は必ず幻覚妄想が消えてからの絵画療法である。患者にとってはほんとうは妄想が消えてからの立ち直りが大変なのである。幻覚妄想状態が消えて、私のいう臨界期にはいった時の孤独感、空虚感は、それ以前よりもはげしいくらいである。この時にそばに「人間」がいるということが重要なのである。薬でミクロの再発、すなわち「山口現象」を消すことは比較的やさしく、いくつかのベンゾジアゼピンで可能なのだが、このことによってわかった、私にとってもっとも重大なことは、それを薬でくい止めている時期の孤独と空虚である。「現象」がある間はむしろ不安はないのである。ここに幻覚妄想の誘惑がある。しかし、幻覚妄想状態が何ともいえない「きゅうくつ」なものであることは患者に実感されている。これは一つのとっかかり点である。

回復への重要な寄与は「人づけ」だと思う。これは「餌づけ」と対照させていっているのである。解釈も「観念づけ」であっては生きないだろう。「社会づけ」だけでもどうであろうか。「この世ははかなく無常であってもどこか生きるに値いするところがある」という実感が微かな人肌のぬくもりのようにして伝わるといいと思う。シュヴィング、あるいは九州大学の松尾正先生がやられたことも、おおまかにいえば「人づけ」である。なぜか、患者のそばにそっといるという、あの方法は緊張病的な患者に合っている。ことばの代わりに生命体同士の交感に開かれているのだろうか。慢性妄想患者の傍にあのようにいてもはかないし、いったいおれるものかどうか。もう一つ、「中安症候群」の患者もそれを求めるが、治療者側は緊張病よりもさらにへとへとになる。

次は、「機会」「タイミング」の重視である。これは全然神秘主義ではない。天文学でさえ観測のいい機会とそうでない時とがある。まして人間の生活である。患者の絵をみていても、まったく動かない時と、みるみる動く時との差が著しい。

発病してから長年経った患者が難しいのはいうまでもない。十五歳前後より前に発病した患者、そうでなくとも人生の半分以上が病気であった患者は、治るということがどういうことかわからなくなっていても不思議ではなく、私も、治って社会生活を営んでいる姿が想像しにくい。しかし、そういう患者にもせめて生活の質を上げるようにしたい。私が精神科医になった時の感想は「せっかく享けがたい人身を享けながら……」という仏教の経典から聞こえてくる言葉であった。私が生活の話を聞く時のことはあちこちですでに述べたように思う。あるいは、多少今後も述べる機会があるかもしれない。

（一九九三年）

精神科医の精神健康の治療的意義

1　はじめに

これは、いうまでもない問題のようでもあり、大問題をはらんでいそうでもある。しかし、六十七歳を越えて半ば引退した精神科医に求められるのはそういうことではないであろう。己の経験なり心がけたことを述べるということであろうと思う。

2　老化

私にとって、今もっとも大きな問題は、老年期の機能衰退である。

機能衰退が明確に職業の障碍となる場合がある。たとえば弁護士や外科医である。法律や手術は「硬い」仕事である。些細な間違いも、取り返しがつかぬ損失を招く。それでも、老年性痴呆にかかった大弁護士や大外科医を「オロス」のは大変な仕事である。「ザウアーブルッフの悲劇」は、外科書にその名を残した大外科医（私たちの先輩は『ザウアーブルッフの外科書』で外科学を勉強した）が老年性痴呆になったが、周囲の誰も彼を辞めさせる勇気がなく、患者は次々に術中死を遂げていったという物語である。日本でも、大病院の産婦人科部長にそのことがあって、新聞に報道されたが、それでも「オリテ」いただくのにいかほどかの時間を要したと聞いている。三〇年ほど前のことである。「オリル」際の抵抗は、今までの友人、いや家族さえ「敵」に廻ったという憎悪と孤独感が大きい。私が関与して「オロシ」に成功した場合からみると、人生の意義づけと功績の評価を主題として話し合いつつ、引退への路線を引くのがよい。

精神科医は、彼らに比べて、機能衰退がわかりにくい職業であるといっても、まあ、許されるであろう。それだけに精神科医はいっそう心しなければならない。

東北大学の神経心理学者・山鳥重《あつし》が、その対談『神経心理学の挑戦』（二〇〇〇）において述べているところによって自己吟味しよう。彼は（私が理解した限りにおいてであるが）、まず、中枢神経系の基本的な働きを「記憶」においている。ついで、基礎的な機能を「感情」「知的活動」「意志」の順とする。「知情意」でなくて「情知意」であると、彼は言う。感情的記憶がもっとも基底にあって、ついで「知的記憶」、そして「意志的記憶」である。この著作は全体として非常に刺激的であるが、さしあたり、私の目的には、以上でも十分である。

記憶の衰退を意識したのは、四十歳代である。ここでは精神科医という職業に関連した記憶としよう。たとえば、三十歳代の私には患者のデータはだいたい頭に入っていた。しかし、この「知的」記憶は外化することによって、ある程度の補いがつく。ドイツの精神科医ヴァルター・シュルテが、診察の前、ちらりとでもカルテを読み返せ、少なくとも前回のを、といっている。これは、このことを指しているのだろう。

しかし、シュルテの含蓄は、それだけではないと私は思う。私は自分の人生において多くの出来事や状態を忘れている。しかし、ほぼ三歳三カ月から自分の人生は連続感を持った一つの人生であるという感覚がある。これはカール・ヤスパースのいう「自我」の条件の一つであって、多くの人も、そういう感覚を持っているはずである。ふつうの対人関係には必ずしもあてはまらないことだが（夫婦、愛人、友人関係において確認の言動はしばしば必要である）、治療関係においては、多くのことが忘却され、また多くの未知を含むにもかかわらず、自我の連続感に近い連続感があると私は思う。でなければ、何日かを置いて何分か何時間か会うというだけで治療関係は維持されない。アメリカの精神科医H・S・サリヴァンは、精神療法とは、精神療法を行っている時間以外の全時間において働くものである（要するに次に会うまでの全時間に患者の中で働きつづけているものである）という逆説を好んでいたそうである。これは、私のいう連続感に近いことを言っているのではないだろうか。

もっとも、サリヴァンはもっぱら患者のことを言っているようであるが、治療者においてどうであるか、ということも問題になるはずである。これは、患者のことをしょっちゅう考えているということではない。自我の連続感というものは、絶えず自分のことを考えてきてつくられたものではないのと同じである。おそらく、安定した愛情というものも、連続性という点では同様であろう。

この、自我の連続感に似た連続感が存在する時、治療関係はある。そうでなければ、治療関係は、ないといわなくとも、たえず破断の危険にさらされた、危ういものになっている。この連続感を維持するために、治療間隔設定《スペーシング》が重要な意味を持つのであろう。この連続感が徐々に衰退する。これがなくなると引退すべきだろう。

もっとも病気によって違い、私にとって、境界例や嗜癖、アルコール症、摂食障碍の患者には、この連続感を維持することが、一般に困難であった。そのしるしは、患者が診察室を立ち去る時、次の診察までが余裕を以て予測できないことであった。これは、障碍の側の特徴もあるであろうが、私の治療者特性でもあろう。これらの患者を私はもう診られない。

この持続感は、「知」や「意」の水準ではないと思う。それは「情」の水準に属するのであろう。といって、はたして「転移・逆転移」であろうか。

統合失調症患者について好ましいとされる「軽い陽性感情の安定した維持」は、転移・逆転移関係とされるが、治療関係の中で生まれるものはすべて転移・逆転移関係であろうか。否、転移・逆転移の舞台となる、もう一つ前の何かである。それは「基本的信頼」と呼ばれたものかもしれない。

しかし、老年の医師において、まず衰えるものは、どうも「意」であるようだ。決断力、特に積極的な治療行為への決断が困難になり、問題を先送りする傾向が、明らかに私の中に強まっている。「待ちの治療」というものはあり、意識的にタイミングを測り、時機の熟するのを待つのならよいが、意識せずして先送りし、取り返しのつかない事態を招くことがありうる。それを恐れている。「情知意」の衰退は避けられないが、これをモニターすることが一つ、その判定によって能力を越えた患者を引き受けないことが一つ、最後に引退の時期を誤らないことが大切であろう。中間に、新患を引き受けないようにする時期があるだろう。

モニターといっても、完全なものはないだろう。「意」をはかるのは難しい。私は、もう新患を引き受けないことにしているが、時に引き受けてしまうのは、断る「意」の衰退によるのであろう。新患の診療には当然、診断から処方まで、大小多くの決断がはいってくる。その時に「意」の衰退を自覚する。私は、もはや新患を診るのが適当でない状態に達しているのではないかと思っている。

知的記憶はメモや記録や参考書を使うことによってある程度補えるが、知的判断、特に問題をとりあげる優先順位やリスクの順位の判断の衰退はやむをえない。もっとも、治療の保守的傾向化がある程度補ってくれる。老いの否認がいちばん危険である。自分の気力、体力、知力では診《み》きれない患者は、そうと認めて、他医に譲るのをためらわないことである。

当然、引き受ける患者の種類や程度も変わってくる。新患、特に急患には向かず、急変にはうろたえ、暴力にはむろん弱くなる。しかし、患者や家族との人生相談は、若い人よりもやりやすくなるだろう。人生経験だけでなく、老人の姿自身が一種の信用として役に立っているように見える。

実際、老精神科医であることは、悪いことばかりではない。老化に伴う性格変化と環境変化と老いの受容と個人の幸不幸感は千差万別であるから、いちがいには言えないが、自己の葛藤や問題が生々しさを失うことによって、患者の葛藤や問題を聴く際の偏りが少なくなる。患者にのめりこむことも少なくなり、総じて逆転移は穏やかな陽性逆転移になる。インテンシヴな精神療法でなく、サポーティヴな姿勢に変わる。処方は単純少量に傾き、保守的になり、新しい薬物は使わなくなる。このような、人生の道連れとしてのお馴染み関係で、共に老いゆく関係になるのが、一般に老精神科医のあり方であろう。老人患者をもっぱら診るのもよく、また、若い患者を穏やかな年長者として診ることもよいだろう。若い患者の場合、いずれは自分のほうが先に世を去る確率が高いことを念頭に置いて、自分がいなければ生きてゆけないような治療関係を作らないことが重要だろう。もっとも、多くの患者は、そのことを織り込み済みで老医にかかっているようだ。

3　個人的環境

老化に多くのページを費やしたが、疲労した医師、二日酔いの医師、前日睡眠不足の医師、病んでいる医師、個人的事情に悩む医師、孤独な医師も、老化に似た状態に陥っても不思議ではない。一般にコンディションのよくない日には、代理を頼むか、維持的な治療に留める必要がある。休暇を取るのもよい。患者にまして、医師の心身の余裕は、治療関係の上で重要である。

急性患者は別として、大多数の患者は、医師の休暇など、期限付きの不在を待ってくれるものであり、医師が復帰すると悪化することがしばしば見られる。これは、安心して病状を出せるということであって、医師が悩む必要はない。ただ、有力なデータを得る重要な機会である。せっかく休養したのに、と医師は思っても無理ないが患者の側にも切ないものがあるわけだ。多くの患者は、医師の帰任まで「何とか持ちこたえる」努力をしているのである。

医師が病気になった場合も、概ねの見当をつけて待つので、病気である旨を告知しておくほうがよい。

サリヴァンは、旅行や学会による欠席には「私が行きたいのでね」というほうがよく、「行かなければならない」ということは治療的でないと述べている。つまり、医師は、自己の欲望を素直に語ったほうが、責務や当為の恰好をつけるよりも治療的なのであろう。

なお、睡眠不足の医師は患者にインテンシヴな面接を行うことは避けるべきである。これは、睡眠不足の患者に行うべきでないのと同じである。奇妙に深い面接になることもあるが、その結果は一般に不毛であり、時には破壊的でさえある。

医師の疲労、泥酔、睡眠不足、病気、孤独による能力減退は、その人を包む人間的環境によって大きく左右される。精神科医は、特に、孤立しないように、相互に支え合う関係を作る必要がある。「全く孤立した精神科医は患者を診るのをやめるべきである」とは、外傷患者に関することだけではない。

一九六〇年代に米国から帰朝した精神科医は「かの国では精神科の長は患者を診なくとも配下の

医師たちの精神健康に注目し、その向上を心掛けるべきだとされている」と私に語った。当時の米国では、歯科医、精神科医、眼科医の順に、自殺率の高い科であった。次は格段に下がって耳鼻科であったか。精密な機能を要求される科（精神機能も当然その中に入る）の医師は、多くの苦情を受け、それが精神健康を腐食するのであろうか。

医師の自殺が患者に及ぼす影響は決して無視できない。病死でさえ、患者の厭世感を加重する。精神科医になることは「自殺したくてもできない職業」に就いたと覚悟する必要がある。しかし、精神科医が時に自殺を思うことは、外からの想像よりも多いのではないかと思う。決め手は周囲の支持、支持的雰囲気である。

実際、精神科医であることは、心身に対してかなりの重圧である。私自身、退職した時から睡眠に薬物を必要としなくなり、仕事に関する夢でなく普通の夢をみるようになり、気分の波がほとんどなくなった。精神科医であることを決して嫌悪していなかったにもかかわらず、である。精神衛生には当然家庭事情が絡むが、家庭の事情は精神科医だから平穏であり、何かあっても処理できるというものではない。精神科医は自宅では凡夫凡婦である。子どもが育児上問題であろうと、家庭内暴力に出ようと、神経症あるいは精神病になろうと、精神科医として、これらの場合に「してはならないこと」はしないようにできるが、これに積極的に対処できると思わないことである。そして、これらを自己の精神科医の資質と結びつけて、自尊心の傷を大きくしないことが重要である。

米国と同様、指導的医師のリーダーシップも問題になる。かつて、教授と助教授とが、在任期間中、お互いに口をきかなかった大学講座は一、二でなかった。個人としては優秀で敬愛される精神科医であったが、このように指導者同士がこじれることは、その医局全体の雰囲気を大きく支配し、対立する派を生み、時には、そのはざまに陥った配下の精神科医の精神衛生を悪くし、ひいては患者あるいは医師の自殺率を高めかねない。病院精神科あるいは精神病院でも同じである。私は、日本でも、指導的位置の精神科医の大きな責務の一つはスタッフの精神衛生のモニタリングと対処にあると考えている。さらに、精神衛生的に好ましい雰囲気を作り、維持することである。

わが国の精神科医の自殺率はわかっていない。しかし、私自身が属した三つの医局では在職期間中に精神科医の自殺は事実上なかった。ずっと自分のオフィスで働き、病棟から患者を呼んでオフィスで診察し、同僚と会うのは食堂か会議だけという米国の医師に比して、わが国の精神科医には、「医局講座制」という意味でなく、一つの部屋、いわばダグアウトとしての医局がある。ここに医師が出入りしてお茶を飲み、お互いに、あるいは医局秘書と雑談し、時には花見や医局旅行にでかける。これは、精神科医の精神健康に寄与していると私は思っている。医局の疑似家族性は教授の家父長性とともになくなってゆくであろうが、岡山大学精神科が重視する「たまり場」の重要性は患者用だけではない。リラックスできる「たまり場」を許容し、維持することは、精神科の長の欠かせない機能であると私は思う。そこは、医師たちの精神健康を評価する場でもあり、適切な支持によって、医師の士気を維持する場でもある。また、看護師と医師との隔意ない交流も、精神的に重要である。

少し意味が違うのは、難症患者を持っている精神科医の「わかちあいの会」である。これは、精神科医が独善的にならないためにも、孤立しないためにも、患者の治療に資するためにも必要である。米国のように二人一組でいつでも電話でぼやきあう（つまりデブリーフィングする）「バディ・システム」のようにシステム化するか、自然発生的な親密関係でよいかは、今後の日本の精神医学界の雰囲気がどうなるかによるであろう。

私は、精神科医の「聴き役」になってほしいと頼まれたことがある。スーパーヴィジョンでなく、相槌や問題を明らかにするような多少のコメントを交えながら、ただ聴いているだけであるが、多少のお役に立ったようであった。精神科医の愚痴、ぼやきの聴き役という仕事は老医には恰好の仕事で、精神科医の孤独と孤立を多少軽くするかもしれない。これから老医が増えてゆくはずなので、考えてみる必要があるだろう。

家庭や友人、あるいは適切なホビーが精神健康に貢献することはいうまでもない。ひょいと外国に出かけてゆくのは女性医師のほうが多いようにみえる。ただぼんやりしていたり、布団をかぶって横になっている時間でも、余裕なく働きづめであるよりはよい。

4　自尊心、自信というもの

患者の改善に自尊心を置くことを、かつてフリーダ・フロム＝ライヒマンが戒めている。患者がよくなれば自尊心が上がり、悪化すれば下がるようでは、自尊心は株価のように絶えず上下するであろう。また、たとえ自尊心維持の手段であっても、患者（カントのいったように一般に人間）を目的でなく手段とするのはよろしくなかろう。

フロム゠ライヒマンは、ほんとうに趣味のない人であれば、医学のもう一つの科を勉強して、そちらで自尊心を維持すればよいと勧めている。彼女には神経学があり、私は若いころには眼科があった。しかし、現在の複雑化した医学で自尊心のありかにするほど、もう一つの医学を修められるかどうか、疑問である。

私は、それほど他から卓越しているという意味での自尊心が必要だと思わない。時に自尊心の希求は劣等感の裏返しである。私は人生の一時期に多少の肩書と著作を持ったが、それが私を支えたとは思わない。むしろ、それは責任の重圧であった。「やりとおせるだろうか」という疑いや心細さが普通であった。自分の一生は「小心翼々として深淵に臨み薄氷を踏むがごとし」であったという二宮尊徳の述懐に共感するのは、私の性格かもしれない。「次はうまくゆかないかもしれない」という感じがいつもあった。私の仕事にあたっての士気の維持は、若い同僚の存在によるところが大であったと、その人々から離れた今、改めて思う。

しかし、私は精神科医であることを「うしろめたく」思ったことはなかった。私は精神科医であることにいくらかの（排他的でない）誇りを持っていたといってもよいであろう。私は日本の精神医療の現状をそっくりは肯定していなかったが、一人の人間のできる限界を誇大的に考えていなかったからであろう。私は、日本の精神医学のどの現場に行っても、その自恃を維持できたとは思わない。しかし、その場が当面改善できなければさっさとやめたであろう。私は、長期的には、淘汰によって精神科の現場が改善することしか現実性がないと思っている。精神病院の改善は一人の人間ではできない。二宮尊徳のいうように、改革は四割の賛成者では潰されるが、六割の支持者があれば、他は大勢になびく。それまで待てとは改革のリアリストの言であると私は思う。

5　職業的悲観主義について

何度もすでに書いたことと思うが、長く慢性患者を診ている医師に共通に生じることとして、その病いの予後に対する極端な悲観主義がある。最近までなお、東京都の有名な結核療養所勤務医師の結核観はその三〇年前と変わらないほどであった。実際、その療養所の慢性患者は、医師の悲観論を裏づけるようなものであった（しかし、それは一見慢性統合失調症患者と見間違ったほど、よく似ていた。建物のコンクリートに似た鈍色《にびいろ》の顔、窺うような疑うような眼差し、怯えと萎縮と近寄るなというひそかな信号を送る姿勢など）。

結核医と同じく、精神科医を長く勤めていると、次第に精神疾患の予後に関して悲観的となってくる。なるほど、その悲観論にふさわしい患者が実在しないとはいわない。しかし、結核も、私の世代では、私も含めて九割に感染の跡があったけれども、その大部分は私も含めて快癒しているのである。精神科医の眼前から、よくなった患者はいつの間にか消え、いつまでもよくならない患者が残る。これは当然の理であり、またよくならない患者に注意を集中するのは当然のことであるが、それは無意識に一般化されやすい。私自身、この傾向とたたかい、修正しつづけてきたのである。私の周囲で精神病患者だった人たちの予後が一般によく、また、私が大学で習った教授のうち三名が統合失調症を経過していたということを、私は何度も思い浮かべた。また、外科医の担当患者がみな死ななければ、外科医はさぞ悲観主義的になるだろうな、ということも考えた。

悲観主義的な精神科医は、実際に米国で統計があるそうだが、楽観主義的な精神科医よりも担当患者の予後がよくないとしても不思議ではない。それは「自己実現性予言」である。すなわち、悲観主義的な精神科医ならば、好転を一過性の現象とみなして改善への好機を生かさず、悪化を、これこそ病いの本質が現れたとして肯定するであろう。その結果、患者はしばしば改善、治癒の機会を奪われるであろう。

悲観主義的精神科医のほうが客観的に見える。一般に楽観的言明をする医師は、うまくゆかなかった時に患者や家族から非難される。この非難は、悲観的言明をしておけば避けられる。それどころか、思いがけず改善した時には感謝される。悲観主義的なスタンスをとることは実際にトクなのである。もっとも、悲観主義的な医師は、家族を悲観的にさせ、直接あるいは家族を介して次第にその悲観主義を患者に伝染させると同時に、自分の心身をも、その慢性的患者に似たものにしてゆくように思われる。コンクリートのような顔色、窺うような疑うような、容易に信用しないぞという眼差し、たるんだ言葉、力のない歩き方、だらしのない、しわくちゃの白衣――そういう慢性精神科医を精神病院でみかけないではなかった。しかし、新しいものに対する好奇心できらきらした眼差し、めりはりのきいた言葉、生き生きとした歩き方、きちんと手入れされた服装の精神科医が増えてきたことは喜ばしい。書類仕事の急速な増加がいささか生気を奪っているとしても――。

「慢性精神科医」は、単に、対象に圧倒されただけであろうか。その人生選択において、何か暗い動因がないであろうか。それを分析することははばかるけれども、その暗さがしばしば、デビューしたばかりの若い精神科医にも、看護スタッフにも伝染することは言っておかねばなるまい。

私の経験では、匙を投げかけた時に患者が改善しはじめることは一度二度でなかった。うっかり匙を投げてはいけないとは私の自戒であった。

6　精神医学と精神科医の精神健康

精神医学のあり方も、精神科医の精神健康に影響する。

元アメリカ精神医学会長のジャッド・マーマー氏が、ＤＳＭ－Ⅲがわが国に入ってきた直後に、東京で、何人かの精神科医を集めて講演と懇談の会を開いたことがあった。彼は、ＤＳＭ－Ⅲを否定したわけではなかったが、その効果として、医学生で精神科を志望する者が数分の一になったこと、優秀な学生が精神科医を目指さなくなったこと、精神病院勤務者が永住権取得のためのフィリピン人やベトナム人医師に占められていること、多くの精神病院の急速な解体によって精神病患者が街頭に放り出されてホームレスとなり、一部は暗黒組織に飼われて最低生活を強いられ生活保護費を搾取されていることを語った。その後に帰朝した医師からは「フィリピンやベトナムの医師に担当されている患者は幸福なんだ、患者の話を聴いてくれるからね」と言われた。マーマー氏に「老いの繰り言」が全然なかったとはいわないが、その後に何人かの米国医師や帰朝医師からはほぼ確認できることもあった。

DSM－Ⅲが諸悪の根源ではないが、規格化された技術がそのような結果を生むことはふしぎではない。知的・感性的な刺激に富んだ学問が意欲をかきたて、優秀な人物を集めることはいうまでもない。その後の米国医学の流れには、民間保険会社の査定と頻繁な医療訴訟の甚大な影響下にあることを忘れてはならず、マネジドケアなどは決してわが国が鵜呑みにして適用するべきものではない。臨床精神医学を活性化しつづけ、それを臨床に適用する場を維持向上させることが、精神科医の精神健康のための重要な要因である。精神医学は端的に面白くなければならない。何よりもまずやりがいがなければならない。これは不謹慎な言でないと私は思う。

これは精神科医自身に課せられたチャレンジでもある。精神科医の精神健康の向上が一般に治療に貢献することはいうまでもないが、自己の精神医学を生き生きしたものに保つことは精神科医の精神健康に貢献し、さらに治療に好ましい影響を与えて、これは良循環となるであろう。

（二〇〇一年）

永田俊彦の統合失調症経過研究をめぐって

惜しくも早世された方々の中に永田俊彦先生も名を連ねてしまわれた。かつて、一九八〇年代の精神医学建設に肩を並べた人たちが次々に世を去ってゆかれるのは身を削がれるようにさびしい。

1　先行研究としての私の研究と宮本忠雄

前年の土居健郎に続いて一九七一年二月に行われた第二回のワークショップを主宰した宮本忠雄は、私の仕事を熟知していた。宮本忠雄は感冒による欠席者の時間を充てて私に四時間にわたる発表とスライド供覧を行うよう促し、これを書籍化した宮本忠雄編の『分裂病《以下ママ》の精神病理』第2巻（B―3）でも規定の倍量を与えた。私の属する東大分院以外で私の仕事を支持した最初は宮本だった。私の寛解過程の研究は、一九六六年から一九七五年までの九年間に集中的に行い、東大分院において、寛解過程の多次元的・縦断的研究と芸術療法を結合したものである。

私の仕事も三〇年前のものであるから、その概略でも紹介する必要があるかもしれないが、それは文末の関係文献を参照していただくしかない。

2　『分裂病の精神病理』に発表された永田の仕事について

永田は、統合失調症の経過研究を、寛解後疲弊病相についての論文[A—1]を嚆矢に、『分裂病の精神病理』第11巻[A—2]（一九八二）、第12巻[A—3]（一九八三）、第13巻[A—4]（一九八四）、第16巻[A—5]（一九八七、最終巻）に発表している。この時期、他の掲載論文も、統合失調症の基本的構造を述べた初期から次第に離れて、病棟および社会における病者の具体的なありかたに重心を移しつつあった。その傾向の一翼として、永田の仕事は寛解および慢性期における患者の特異的な時期の様相とそれが統合失調症の長期経過に持つ意義に集中している。

寛解後疲弊病相と彼が名づけたものは、すでに注目されていたが、永田のその後の論文もその臨床における意義は再注目されてよいものである。それを基盤として、「分裂病者の「目覚め」の体験と再発」（『分裂病の精神病理』第11巻）がある。それは、私が寛解過程の開始を段階づけたのに対する訂正を申し立てたものである。

永田の主張は「比較的安定した病像を示す分裂病者が、突然「自己が他者との間で生きている」という共同存在に「目覚める」ことがある」という自験例にもとづいている。患者はここで垣間見る「共同存在」の輝かしさに驚嘆する。同時にそこから再び「脱落」することに怯え、激しく現存在が震駭され、危機的な様相を呈する。ここでまたもや（木村のいう）「アンテフェストゥム構造が突出し、容易に分裂性世界へと逆転してしまうのである」。すなわち、この「寛解後疲弊病相」にいる者に突如起こる「共世界」あるいは「世間」への急激な「目覚め」を、寛解期前期と後期との間にある第二臨界期と位置づけるのが適当であるという主張である。この際、幻覚妄想状態から寛解期への移行期は第一臨界期と改名される。

第一症例にはもっともわかりやすい例が挙がっている。それは女性であって高校二年に進級したころから無口となり、その秋、昏迷状態で入院し、三カ月で退院となり、寛解後疲弊病相のまま大学に進学しているが、二年生の暮れ、役所からの成人式の案内状をみて「ぱーと目が覚めた。二十年間のこと、失恋して先生にお世話になったこと……（が）パーと分かった。これまで、あまりにも社会秩序を知らなかった。社会の中の人としての節度を知らなかった。団体、日本、世界だって秩序がある。太陽だって東から昇り西に沈む……母には母の立場、妹には妹の立場がある。……白紙の自分に戻って言葉遣いや歯の磨き方からやり直さなければならない」。この体験は一日だけで終わり、滅裂思考、幻聴などで再入院となる。

永田が挙げる五事例のうち、患者が自分は社会の一員であるという直感的認識に始まり、全存在が不安定となり、再発する例が主であって、慢性状態に戻った例は一例だけである。

永田の指摘は臨床上も、また理論的にも重要である。

われわれは自分が unique one（世界の中でただ一つ）であると同時に one of them（大勢の中の一人）で

あることを「知って」いる。通常は前者のほうが後で、これを「唯我論的自己の発見」とし十歳前後に多いとする。後者のほうが先で、通常、「こころの理論」すなわち自分以外の人間には自分と相似たこころ（知情意）のあることの発見といわれている。だから、カトリックの新トマス学派などは「自己は他者からの贈物である」というのであろう。この二つを論理的に統合することはできない。論理的とは言語的表現によってということである。つまり、この双方は論理的に一方から他方を導き出せるものではなく、言語的に関係を表現できない。先の事例の成人式への招待は「大勢の中の一人への復帰への招待状」であって、彼女を強く揺さぶり、再発に至ったのであろう。

こういう発見は世間の側、すなわち、家族や主治医に歓迎されがちである。しかし、この発見は危機でもある。言語的陳述によって証明できないことは妄想と同じである。これを仮に「自他にかんする二重見当識」と呼んでおく。それ自体は「自明性」の重要な一部に成熟するものである。統合失調症患者を「アポフェニー」的世界構造にあるとしたK・コンラートは、この二重見当識の動揺あるいは崩壊のことを指しているのだろう。——たとえば、「みんなが自分を観察しています」という時、「みんなってアイルランド人もはいっているの？」と反問すると、患者は当惑するが、否定はしない。「きみは世界でいちばん偉い人？」ときくと否定するが「でもみられているのはまちがいありません」という。「実感は論理よりも強い」のである。おそらく、自分が大勢の中の一人にすぎないという考え（直観）が心理的混乱をもたらすのだろう。

妄想も世間あるいは他者の発見も、ともに「エウレカ（われ発見せり）体験」として一括りにできる。「エウレカ体験」は危機なのである。先の症例一の少女は太陽まで思いめぐらして家族に舞い戻る。これは突然の、気が遠くなるような超限的な「視野拡大」である。精神健康の一つの条件に、何かに気づいた時、それをすぐに宇宙大に広げて考えないということがあるかもしれない。

永田が、これを再発の契機の一つとみたのは彼の臨床眼である。しかし、ここから順当に回復に向かう患者があっても不思議ではない。語らないだけで多くの患者がこの体験を経験していることも大いにありうる。ごく短時間のひらめきなら、誰にでもあるかもしれない。ただ、一般にどの言語でも、回復を表現する語彙はごく少ない。それは非言語的な表情や眼差しやくつろぎなどに現れる。だから私は間接的アプローチをとって、自律神経系関連症状、絵画、夢、握手への反応を重視し、それを回復の里程標としたのである。それらがシリーズをなして健康化への傾向を示すのが臨界期で、寛解期が始まるのである。

私は、すべての統合失調症に回復時臨界期があると思っている。しかし、緊張型の臨界期は一目瞭然であるが、妄想型となると、多くの次元にまたがり、また次元を変えたり、とびとびになり、綿密なグラフを描いて初めて見えてくるものである。

私は、永田のいう寛解期前期をまるごと臨界期に入れていた。臨界期は発病過程にもある。特に、永田が、第二臨界期の特徴を「自律神経症状を欠く」と記していることが気になる。もっとも発病時臨界期でも身体症状を訴える時期はあるのが普通であるが、他科の医師を訪れている場合が多い。

これを第二臨界期と呼ぼうという永田の提案には私は必ずしも反対ではない。寛解期前期に臨界期の特性を移して定義し直してもかまわないということである。第一臨界期後期を寛解期前期とすれば、治療者の注目を引きやすい利点があるかもしれない。しかし、いずれにせよ、今は寛解過程の段階分けを論じる時期は過ぎ去っている。

3　その他の論文

永田が翌年、村上靖彦編の『分裂病の精神病理』第12巻に発表したのは「転居後に発症する幻覚妄想状態――引越妄想病（仮称）について」である。永田は引っ越しうつ病の記載以後の精神障碍との関連が空間喪失であるのに対して、ほとんど報告のなかった空間獲得に伴う妄想障碍を挙げ、それが隣人との境界で発生することに注目して、良性の中年妄想病の特徴づけとして考察を行っている。引っ越しうつ病、昇進うつ病が盛んだった時代に適応した問題であったと思う。この指摘の社会的背景としては、共同体抜きで隣人が垣根一つ、壁一つを隔てるだけの存在になったことがあるだろう。もの取られ妄想にもこの住居変化があり、あまり良性でないトラブルもあるだろう。

1　第三論文「分裂病の晩期寛解について――三症例の自験例から」（飯田真編『分裂病の精神病理』第13巻、東京大学出版会、東京、四七―六八頁、一九八四年）

永田は、ここで第二臨界期を通過した後に来た場合を真の晩期寛解としている（臨界期は何度あってもよいわけだ)。この三例がみな再発している。さしあたり欠陥治癒とあるが、この慢性状態を不可逆的事態と決めつけるのではなく、時々刻々と変化する事態であるとしている。この不安定性はたしかにある。こういう患者の大部分を漫然とリハビリテーション活動にゆだねている当時の状況に対して永田は批判的である。

2　第四論文「分裂病性残遺状態における挿話性病理現象について――残遺状態の理解に向けて」(土居健郎編『分裂病の精神病理』第16巻、東京大学出版会、東京、一六七―一九〇頁、一九八七年)

永田は、伝統的に欠陥と呼ばれていた状態を残遺とした。「寛解」が回復への動きに対して「残遺」は統合失調症という過程の経験によって加わった歪みである。それは心身の種々の水準にまたがった変化である。統合失調症における回復とは発病以前の状態に戻ることではない。すべての疾患は必ず経験であって痕跡を残す。

一般に晩年の患者には「日常性」が回帰してきて、世間との折り合いを心配する老人となってゆく。死への近さがほっとさせるのであろうという。過去の回想が可能になる。苦渋に満ちた幼年期や青少年期が淡々と問わず語りに語られる。さらに、心気的にはなるが、問題は現実の苦痛だけになってゆく。

しかし、第三論文の三例は数十年を隔てて生々しい(若い人のような)再発を起こした。振り返ると、それまでの事件に乏しかった長期の慢性状態時代は、病いが一種の離人症に似たものとして現実との間に膜を張っていたのかもしれなくて、こうなると、患者を見る眼をエコロジーまで視野拡大する必要があると永田は説いている。

永田はまた、私のいう寛解期前期と後期とを併せて初期残遺とする。そして、臨床的に、すでに第三論文に触れたように、残遺状態は決して人格の平板化などではなく、残遺状態の「地」の上に「図」のように種々の病理現象の出没がある。その特徴は、孤立的な突出であり、また再燃の危機と寛解への契機とが共存していることである。[B—2]

また、その症状は（1）神経症様、（2）精神病水準、（3）内省過剰の突発の三群に分けることができるという。そして、不安は「死」にも特定器官にも集中せず、瀰漫的な身体の危機性である。予期不安がなく、また、後に尾を引かず、砂丘の上の小山のごとく消え去る。しかし、精神病水準の症状には永田のいう「目覚め」体験に近いものが少なくない。それが中途で頓挫し、その後に再発ではなく、一過性の精神病的症状が起こるだけで終わる。しかし、晩期からも「目覚めの体験」からも真の寛解過程が始まることが少なくない。逆に心気状態自体が実はシュープだったこともある。永田は、寛解期前期と後期との間に第二臨界期を想定したように、寛解期と残遺期との間に心気症状を代表するような臨界期的な一時期があると主張する。なぜ、身体的なものに傾くかを、ヤンツァーリク、シムコー、宮本などを挙げて説いている。さらに離人症、強迫現象、さらに当時報告されたばかりの知覚潰乱発作（山口、中井）をもとりあげている。[B—5] 知覚潰乱発作を臺《うてな》、中井らが「最微小再燃」とするのに対して、永田は彼のいう砂丘化がその都度再燃を挫折させている可能性に言及している。すなわち、残遺状態には砂の小山が自壊消滅するように再燃をなしくずし解消させる力がある。高度の寛解はかえって全面的な再燃を容易にすると彼はいう。

このように残遺状態は寛解過程と再燃過程とが共存する状態であり(B―2)、したがって、残遺状態はこまかく揺れてやまない状態である。これは、私が後に気象学をモデルとして、二つの状態の釣り合いとしたものに近いということができるだろう(B―4)。

4　むすび

発症後の経過の詳細な観察は、永田が追求した主題の一つで、永田の追悼特集に執筆を依頼されたのは、私の仕事と重なるところがあるからだろう。永田は多数の患者について、詳細な観察をもとに段階を分け、臨界期の特異性を抽出した。私は敬意を惜しまない。

現在、経過研究は精神医学ではあまり行われていない。これには外的事情もある。私は主に病棟で仕事をした。ところが今は、入院患者でも希望すれば、早くも一週間以内に、外出、散策、外泊していて、面接どころではなく、看護日誌も当然、それ以上のことは書いていない。

おそらく、経過研究がかつての精密さで再び行われることはないであろう。「機会は迅速に去る」（ヒポクラテス）。しかし、水島広子は、患者はジャッジメントを受けると弱くなり、患者を強くするものはアセスメントであるという(B―1)。ジャッジメントとは医学的判断であり、アセスメントとは統合失調症の場合、たとえば、あなたは今、どの段階におり、回復の進行とともにどのようなことが起こるかを告げることである。たとえば幻聴が夢に出てくることは消失の前兆であるとか、閉経や円形脱毛症は回復途上の一過性のものであることが多いとか、目覚め心地の変化とかである。今後おそらく、医師と並んで、あるいはそれ以上に看護師、臨床心理士、ケースワーカーなどのために、経過研究は必要不可欠であり、これらの職種に重要な知識となるのではなかろうか。これらの職種は主にアセスメントに関わり、それをとおして患者の士気を維持し、意気阻喪を解消に向かわせ、自己コントロールを促す職種である。

一般に東京大学出版会の『分裂病の精神病理』シリーズには、医師以上に、これらの職種のために書かれたかのような文章が少なくない。職種の分化が乏しく、もっぱら医師がケースや家族の相談を引き受けていた時代、そして看護師や保健師と往診をともにした時代、心理テストを行っていた時代、絵をえがくのを関与的に観察していた時代にそういうことを進んで引き受けていた医師たちが参加しているからである。過ぎ去った時代にも、善き芽はあったと思いたく、永田の仕事にその芽があることはまずまちがいない。

文献

A　永田俊彦の文献

（1）「精神分裂病の急性期症状消褪直後の寛解後疲弊病相について」、『精神医学』23巻、一一二三―一一三一頁、一九八一年。
(2)「分裂病者の「目覚め」の体験と再発」、吉松和哉編『分裂病の精神病理』11巻、東京大学出版会、東京、六一―八三頁、一九八二年。
(3)「転居後に発症する幻覚妄想状態――引越妄想病(仮称)について」、村上靖彦編『分裂病の精神病理』12巻、東京大学出版会、東京、五九頁、一九八三年。
(4)「分裂病の晩期寛解について――三症例の自験例から」、飯田真編『分裂病の精神病理』13巻、東京大学出版会、東京、四七―六八頁、一九八四年。
(5)「分裂病性残遺状態における挿話性病理現象について――残遺状態の理解に向けて」、土居健郎編『分裂病の精神病理』16巻、東京大学出版会、東京、一六七―一九〇頁、一九八七年。

B　主な関連論文など
(1)水島広子『トラウマの現実に向き合う――ジャッジメントを手放すということ』、岩崎学術出版社、東京、二〇一〇年。
(2)永安朋子、高宜良、中井久夫「精神分裂病の回復遷延例とその回復律速要因について」『神戸大学医学部紀要』57巻(3・4)、一九九七年(中井久夫共著論集『分裂病/強迫症/精神病院』星和書店、東京、一―四三頁、二〇〇〇年に再録)。
(3)中井久夫「精神分裂病状態からの寛解過程――描画を併用せる精神療法をとおしてみた縦断的観察」、宮本忠雄編『分裂病の精神病理』2巻、東京大学出版会、東京、一五七―二一七頁、一九七四年(『統合失調症2』、みすず書房、東京、三―九三頁、二〇一〇年に再録)。
(4)中井久夫『最終講義』みすず書房、東京、一九九八年。
(5)中井久夫、山口直彦『看護のための精神医学』第2版、医学書院、東京、二〇〇四年。

(二〇一一年)

病跡学の今後と私

日本の精神医学は外からみれば意外に独自で元気である。精神病理学があり、病跡学があり、精神科治療学さえある。こういうものは、世界の方々では精神医学の周辺学科とされ、廃れかけて、雑誌などなさそうである。それでいて、今や看護学、臨床心理学、リハビリテーション学、絵画療法、音楽療法などコメディカル領域との連携もあって、精神科医自身がけっこう関わっている。そして縄張り争いよりも協力関係のほうが目立っている。

犠牲者が少ないのが、関ヶ原や明治維新など、日本の政治革命の特徴であるというが、ひょっとすると、精神医学と精神医療とが烈しく問われた時代の一九六〇―八〇年代の乗り切り方も同じ現れであるのかもしれない。

加藤周一のような辛口の批評家ならば、日本文化の雑種性というだろう。「雑種性」のドイツ語訳に Promiskuität という語（乱交性？）を与えているのだから、あまりよく思っておられなかったのではないかと思う。私は、プロミスキュアスであることにもよい面があると考える。そのよさがもっともよく現れている領域の一つが病跡学ではなかろうか。

日本の学問はいろいろ問題があろうけれども、問題というものは常にあるのであって、ほんとうの総括や統一を行えば、その後に続くのはガイドラインやマニュアルのたぐいである。問題があるというのは、その領域にまだパン種があるという証拠でもある。

＊

かつて、ホーキングという抜きんでた物理学者がいて――いや、今もおられるが――物理学は自分の研究を含めて――大いに含めて――二十世紀でだいたい解決がつき、二十一世紀の物理学は冴えない落ち穂拾いになるだろうと揚言していた。

ローマ法王ヨハネ・パウロ二世は心配になったのだろう、彼を法王庁に呼んで「宇宙創造のぎりぎり一歩手前までは研究してもよいが、宇宙創造それ自体は研究しないでほしい」と要請した。法王庁は何も述べていないが、ホーキングはそう書いている。

幸か不幸か、二十一世紀の物理学は、私がよくわかったなどとはとうてい言えないけれども、とにかく冴えない落ち穂拾いではなさそうである。一例を挙げれば、宇宙はダーク・マターとかダーク・エネルギーという未知の物質、未知のエネルギーのほうが多いということになっている。また、多宇宙説が出てきて、私たちの宇宙は親宇宙のブラックホールから生まれた子宇宙の一つに過ぎず、これにまた子宇宙がいくつもぶらさがっているというモデルが登場しているらしい。これらは、理論上、永遠にその中に入れない、絶対の他である。宇宙を決定する物理定数もわれわれの宇宙と同じでないだろうという。

以上の例の叙述が私の知半解であろうとも、とにかく学問はこれで終わりであるという言明は早晩裏切られる運命にあるらしい。

*

精神医学も、宇宙論に少し似ている。つまりその中に入れない「絶対の他」である自分以外の人間を「こころの理論」を前提としてとりあげている。そうやって作られてきた精神医学を用い、創造的な例外者を対象にして、創造性と精神病理との関係を何とか言語化しようとする。これが病跡学である。

さいわい、機嫌が悪くなるのは、法王庁でなく、一部の文学研究者に限られる。彼らは、再びは享けがたい人生を一人（あるいは少数）の創造的な人物の研究に捧げるのであるから、いかにも無理はないであろう。

もっとも、創造性は何も傑出人だけのものではあるまい。もっと普通の人間の創造性についての研究があってもよいのだが、ここで文学研究者と私たちとは似てくる。学問は何であれ、対象愛が必要である。ただ、文学研究者は資料と記録がなくてはそもそも発言できない。病跡学は、しばしば資料や記録の空白部分を重視し、資料と記録とによって輪郭づけながら何が起こっていたかを推量する。もっとも、精神病理学はなるべく隠し味にして、説得力のある必要最小限だけを示すことが必要だろう。文学研究者はけっこう病跡学の著作と論文を読んでおられ、買いかぶってさえおられるようである。心しなければならない。精神科医は精密さにおいては、彼らに及ばない。

*

さて、病跡学は、それ自身の価値の他に、精神病理学、精神分析学、その他名称は何であれ、精神と情念にかんする広大なアリーナである。この練習場では異種の競技が「乱交的に」行われるのはほとんど必然である。病跡学が何か一つの理論、学説にもとづくものになれば、それは衰亡の一歩を踏み出したことになるからである。病跡学は、異種競技が行われるアリーナであってよい。そして、病跡学雑誌はそういう意味でもかけがえない発表の場である。

実際、病跡学の形で自分の精神病理学を初めて世に問う人も少なくない。そういう例は病跡学雑誌に実に多く見られる。また、ヴェテランが長年の精神病理学を語るのに病跡学的な形を選ぶのも、実際に行われてきたし、しばしば実りあるものであった。土居健郎の漱石、河合隼雄の明恵上人がこちらのほうのよい例であろう。

*

私は、最初の文章が病跡学であるという部類に属する。そして、その後、病跡学的な著作・論文を書いていない。これは飯田真先生という先達との共同作業の機会がなくなったことが大きいだろう。

しかし、多少は私の事情もある。私は若い時からヴァレリーを読んできた。まず、いったいヨーロッパとは何かという疑問が敗戦直後の子どもにあった。それが、その知性を代表すると当時の日本で思われていた彼に私を向かわせた最初の動機である。しかし、さまざまの偶然があってはじめて、高校時代にいきなり原文と独訳から入ることができ、結核で休学したからこそ英独仏の詩の訳のトレーニングをすることができた。また五十歳前後に現代ギリシャの代表的詩人を訳して賞を得なければ、ヴァレリーの代表的な詩を訳することもなかったであろう。

訳は、地震の年、一九九五年、私の六十一歳の年に、詳細な入門と注とコンコルダンス（事項別注釈）を付けて出版された（また翻訳も解釈の一部である）。ヴァレリーの病跡は、古くスイスからユング派による一冊があるだけであった。本国の研究にない部分もいくつかある。第一次大戦のヴェルダン戦の推移の詩への劇的な影響、ボードレール、英詩、イタリア詩からの影響（換骨奪胎）、長詩「若きパルク」の黄金分割的構成と詩集「魅惑」の同心円的な詩配列の発見、そして彼の二万九千ページに及ぶノート（「カイエ」）とジッドとの往復書簡集と一部の詩に見られる統合失調症的体験の叙述である。この初版三一二ページ、改訂普及版四八六ページの『若手パルク／魅惑』中に、当時得られた資料による病跡学的なものがちりばめられている。その一部の要約は、飯田真教授のご招待で新潟での病跡学会で発表した。ヴァレリー学会（一九九六年、東京）への発表は「「若きパルク」および「魅惑」の秘められた構造の若干について」で、フランス語本文の制作には神戸大学の仏文科教授・松田浩則先生をわずらせた。その邦訳は第三エッセイ集『アリアドネからの糸』（みすず書房、一九九七年）にある。私が続けていた病跡学の地下水が詩の訳注本にこぼれ出ていたことはこの文章を書くまでほとんど気づいていなかった。モリエールの喜劇に出てくる「散文をしゃべっているのに気づいていない迂闊者」と同じであろうか。

（二〇〇九年）

ウイルス持続感染が起こすいたずら

最近、こういう症例を経験した。

六十八歳の女性である。専門職で長年働いたが、定年後、夫と共に年金生活。趣味の楽器演奏が本職はだしで、その他、社会人大学、園芸、絵、外国旅行など。

主な既往歴は子宮筋腫であるが、若い時からストレス時には胃が痛み、びらん、出血があるという。身長一五六センチ、退職後三キロ増えて四十九キロ。

二〇〇三年十二月一日、左の感音性難聴になってステロイド治療を受け、少し聴こえるようになった。聴力は特に高音部で数デシベル低下しているが、増幅すると「音が割れて」不愉快なので放置している。聴力障害に対する態度は、「自分はカンの鋭い人間で、どこかで怪しい物音がすると（はっきり）聴こえてなくてもわかる。それだけでなく、自分でこうだと思ったら、だいたいそうなる。右耳とカンで補っている。いつまでも悩んでもしかたない」というものであった。

二〇〇五年一月十四日、右胸部帯状疱疹（HZ）を発し、皮膚科に入院、抗ウイルス剤で治療を受け、半月後よりペイン・クリニックに移ってノルトリプチリン（ノリトレン）25㎎／日、四日後

40mgに増量、二月二十二日よりワクシニアウイルス接種家兎炎症皮膚抽出液（ノイロトロピン、痘瘡ウイルスをウサギの皮膚に接種して得た浸出液から作った生物学的製剤で向神経薬の強化作用があるという）四錠。後遺症としての疼痛は次第に収まっていった。

カンの鋭い女性で、ふだんテキパキ動き、対外活動もしているのに、以後は昼間もコタツでごろごろするようになった。何もする気がしないというが、寒い時期でもあり、悩むことはなかった。

二〇〇五年五月二十四日初診。手足の指が異常に冷たい。唇も紫色。診察中血圧が190/140から四〇分後108/80と極端に動揺。左頭蓋部皮膚感覚異常を訴え、圧痛点で痛覚過敏、残像が残るという。第六肋間神経の高さで左圧痛。口渇、口中苦味。自律神経系が緊張し、不安定であるという印象を受ける。中医学的には虚証。

元来はてきぱきと何でもこなす人であるが、治療中はヘルパーに来てもらっている。五月に入ってから、食欲がなく、何をするにも気がのらず、外出が億劫で、気づくと出掛けていない日が重なり、家でごろごろしている。「何で食事をつくらないかんねん」という気になった。母がすごく疲れている夢を二度、悪夢を一度。夜よく夢をみる。局所の痛みはなくなったが違和感がある。「ヘルペスが治ったらうつ病になった」と夫に言う。もっとも、最近は少しやる気が出てきて、ここに来る気にもなった。血液検査で、コレステロール、中性脂肪が高く、軽度の鉄欠乏性貧血であった。VHZV（水痘帯状ヘルペスウイルス）はIgM＜10（局頭蓋不快感、圧痛、頸部痛、肩こりなど上半身の訴えが多い。

所にはいないということ）、IgG80（基準値＜10）、CF16（同＜4）であった。これまでウイルス抗体の測定はしていない。

この患者は、まず桂枝伏苓丸と参蘇飲との処方で血圧が安定した。七月初旬には外出もし、趣味も再開し、夢もみなくなった。七月末には、表情がいきいきと動くようになり、眉間の縦皺もなくなった。舌は実証になった。

その後の経過は順調であるが、この症例をここで示したのには理由がある。この活動的な高齢の女性がどうしてＨＺを発症したかである。患者は緊張が高く、特に現役の時代はてきぱきと難問を処理するので有名であった。定年後、「青春まっただなか」と自らいうような多面的な活動を行っていた。

ところで、ＶＨＺＶは幼少期に感染して生涯、脊髄後角の細胞に持続感染し、ストレス時に、その脊髄の支配する皮膚領域に発疹がでてくるということである。難聴発症の前にこの人の夫が脳梗塞を経験している。結果は良好でリハビリ中である。彼女はこのことは自分にとってはストレスではなかったと語っているが、彼女が奔走したのはまちがいない。感音性難聴も症例の三分の一はウイルス性であると成書にもある。なおＨＺは悪性腫瘍の有無を調べる必要があるので、信頼できる外科医の診察を仰いだが九割九分否定できるという返事であった。

ストレスが免疫力の低下を招いて、ＨＺ、おそらくは先駆する難聴をも招いた。とすれば、他の持続感染を起こすウイルスはどうだろうか。その候補を挙げて測ったところ、多くが陽性に出た。

麻疹が特に高く、>128であった。単純ヘルペス、風疹も陽性であった。友人のウイルス学者に尋ねると、単純ヘルペスはもちろん、他にEBウイルス、サイトメガロウイルスが持続感染をする。麻疹は、何度もサブクリニカルな再感染をすることがあるとされているが、最近は全国民の発症者が一年に十人ぐらいなので、再感染の機会がほとんどないはずだが、高いのは持続感染による最近の再燃だろうか。麻疹も風疹も持続感染するかどうかはっきりしていない。とにかく、中高齢者にそういうウイルス抗体が高くでるということは誰も調べていないのではないか。確かに、IgGはウイルス中和抗体と違ってウイルスの存在を示すものでなく、感染履歴を示すものであるが、高い値を示すのは最近の再感染か再燃であろう。幼い時の感染で、そんなに長い間、基準値の数十倍、数百倍という高い値を示すとは考えられないということであった。

最近のアメリカの詳しい全書、たとえばリッチマンらの *Clinical Virology*（『臨床ウイルス学』）をみると、これらのウイルスによる脳脊髄炎は、単純ヘルペスを除いてはきわめて稀であるが、起これば重症であると記載してある。ひょっとすると、米国は高額医療だから、軽症患者は医師を訪れないのではないだろうか。あるいは、訪れても、医師はウイルス脳炎に思い至らないのではないだろうか。

私は、この結果をみて、七月二十八日からジヒドロエルゴトキシン（ヒデルギン）2mg×2錠／日と向神経性ビタミン（フルルミン）を出してみた。次回、九月八日の診察の際に彼女はこう表現した。「ヒデルギンを飲んでから、ガラスが透明になったみたいで、それまでの曇りガラスだった世界がはっきりしてきた」。私は軽症の意識障碍がいかに発見しにくいかを思い合わせた。それは回復してから振り返って初めて、あの時は意識が曇っていたことがわかるのだ。軽いうつや躁あるいは神経過敏の時と同じである。十一月一日には、回顧して「今年の春はごろごろしていて、痛みだけでなく意欲と気力がなかった。今は目が行くとすぐ片づけられる。老人ホームにボランティアに行く」ということであった。「ガラス」はずっと透明である。ちなみに、二〇〇五年十一月一日のウイルスIgG抗体価は麻疹＞128、風疹37.8、VZV40.9、単純ヘルペス57.5、いずれも基準値は＜2.0、EBウイルス32.0（基準値＜10）である。抵抗力の低下とともに、いっせいに潜在性感染ウイルスが活性化し、たまたま皮膚症状を出すVZVによって事例化したとみるべきであろうか。

この症例が示唆することは、潜在性感染を生涯持続的に続けてきたウイルスがストレスなどによる免疫力低下の際に再燃する可能性である。単純ヘルペスと帯状疱疹の場合のような皮膚症状を出さないウイルスならばどうだろうか。そもそも、一般に、ウイルス学的なルーチンの検査もされない。なるほど、不明熱を起こすウイルスは何百とあるだろうが、私は、潜在感染を起こし、かつ重い脳炎を起こす可能性があるウイルスだけでも念頭に置く必要があるのではないかと考える。

厳密な証明を待っていれば時期を失する。単純ヘルペスによる脳炎はCTやMRIで脳炎とわかる時にはすでに生死に関わる。臨床診断のうちが花なのである。さいわい、ウイルスによって薬を使い分ける必要はない。抗ウイルス剤と脳循環改善剤、向神経性ビタミン、後は、抵抗力の嵩上げとして適切な漢方薬ぐらいだろうか。

かつて、感染症は日の単位、時間の単位で進行した。日本脳炎は第三〜五病日がヤマ場であった。今、そういう感染症時代を経験した医師はほぼ引退している。小児科医は例外であるが、成人を診ることはない。

この症例では、HZ発症後の状態は感染症の後に起こる一過性の抑うつ状態であるとみなされるのではなかろうか。しかし、それはHZのために出ていた抗うつ剤には反応せず、ヒデルギンという脳循環改善剤に明確に反応した。それは軽い脳炎による意識障碍であった可能性がある。彼女は頭痛をはじめ上半身の疼痛や違和感を訴えていたが、不定愁訴とされていた。

もし、そのまま推移すればどうなるだろうか。中枢神経系の障碍は、一般論として、急性期が意識障碍、慢性期が人格水準低下というジャクソン－エイの定式がある。この急性期が感染症に伴う軽いうつ状態と診断され、慢性期には老化とみなされてしまう可能性は大いにある。

原因不明の発熱が一カ月続いて自然軽快し、その後、風疹のHA抗体が高く、脳循環改善剤である程度改善した例を、私は現役中に二例診ている。この場合、発熱も、何らかのウイルス病だったのだろうが、とにかく熱が下がったのだからよいではないかとされた。若い少女の場合、解離性障碍を起こしてフューグとなり、自己同一性障碍を起こし自分はこの家族の人間ではないと言い出し、一九八〇年当時であるから統合失調症と診断されていた。初老の勤務医の場合、普通の診察はできるのだが、初診患者には混乱し、また会議や症例検討会で発言しなくなったということが注目された。うつ病ではないかということで対診を求められたのである。

前者の場合、初診の場で「ポリクリの学生を退場させようか」と尋ねたところ、「いてくれたほうが心強い」という返事がヒントになった。これはふつう返ってくる答えではない。その後数カ月、待合室で推理小説を読んでいるのに目を留めると、当時は中学三年生だったが、「小学六年生の頃になったのです」と言った（元来は県下の読書感想文コンクールで一位というできる子だった）。自己同一性障碍は、推移をみているだけだったが、短期間で「みながそういうならそれでいいと思います」と発病前の同一性を自然に受け入れた。この子は高校受験の初日の夜に痙攣発作を起こしたが、翌日も受験を続けて合格し、国立大学に進んで公務員となった。初老の医師のほうは、開業している姉の医院で働くことになった。いずれも、若干の水準低下はあったが、進行はせず、市民生活を続けている。

こういう場合を念頭に置く必要があるのではないだろうか。医師も患者も家族も、原因不明の微熱が続いたことと結びつけることなく、「老化ですよ」ということで片付けてしまう恐れがある。冒頭の症例も、帯状疱疹という皮膚症状がなければ、医師を訪れることがなかったかも知れず、訪れても原因不明の発熱ということになり、神経痛は頑固な肋間神経痛となってしまうのではなかろうか。高齢者が増えるにつれて、無視できなくなる問題ではなかろうか。

追記。一年後、やはり冬、私自身が右第六肋間神経の帯状ヘルペスを起こした。叔母の通夜の翌朝であった。即時、抗ウイルス剤とノルトリプチリンと向神経性ビタミンを使用して、三カ月後に神経痛が全くなくなった。先の例のおかげである。

（二〇〇六年）

回復の論理の精神病理学がありうるならば

1

私の場合、精神療法に寄与するかという問題より先に、私の精神医学に限っては、はたしてあれが精神病理学なのかどうか、ということが問題になるだろう。

私自身、専門は精神病理学という紹介のされ方を受けるたびに、はたしてそうなのか、という気になった。微かな違和感があったのである。さりとて、臨床精神医学といえば広大であって何でもありということになる。

2

たしかに、私は、土居健郎先生の主宰された「分裂病《ママ》の精神病理」ワークショップに何度も参加し、東大出版会から公刊されたこのシリーズに、その内容を掲載してはいる。

しかし、そこでの発表がもっとも依拠したのは患者の絵画であるが、その他なんでもあり、である。私の臨床精神医学のいとなみの全体である。これらは精神療法か？

3

私は精神療法を二つにわけ、狭義と広義とを区別してきた。具体的な一つのドクトリンにもとづき一つの流派を形成して、あるスタイルとマナーに従って治療行為を行うのが狭義の精神療法である。広く経験にもとづき、患者の回復に貢献するであろうアプローチを行うのが広義の精神療法である。

薬物処方を患者に手渡す際に好ましい態度を私が強調しつづけたのも、睡眠で改善の段階づけを行ったのも広義のほうである。臨界期でも、それはまず薬物療法的にもっともサポートの必要な期間として立ち現れたのである。もっとも広義では、精神科医、いや医療者の一挙一動が精神療法的意味を持つことになる。狭義の精神療法は、広義の精神療法が良質であることを前提としなければ意味がない。臨床精神医学はそこから出発すると私は思う。

サリヴァンの『精神医学的面接』を読めば、彼は、インテンシヴな精神療法とは詳細面接のことだと言っている。たしかに彼の問診法はそのまま精神療法的となっている。同じく『現代精神医学の概念』の第五章では、患者が意識にのぼせられるように援助する内容の順序が述べてある。その第一段階は自己の身体感覚を意識にのぼせられるようになることである。まさに臨界期である。

4

私には、そもそも睡眠をはじめとする非特異症状と特異症状、身体症状と精神症状、言語と絵画などの非言語表現の区別、総じてそれらが病的であるかないかの区別が基本的にはない。それらが全体として描くパターンの総体が問題である。なるほどこれは精神病理学とはいえないかもしれない。乱暴な言い方をすれば、精神病理学とは、病的なものを切り出し、特にその「病気」を特徴づけるものを探す。それらは次第に具体性を失うだろう。そうすると存在構造が「われわれ」とどう違うかを「彼ら」の欠落として表現する。私はそういう「切り花」よりも「生き残っている芽」から出発した。

私は私の仕事をしているときに懐疑がなかったわけではない。

臨床的疑問から出発して、精神療法を含む臨床医学が、いつ何をすればよいのかという、いわば治療を基礎づける試みを精神病理学に加えるかどうかということである。

何度も言うが、私の若き日、すぐれた免疫病理学者、故・天野重安教授は「ナカイ君、発病の論理と回復の論理とは違うのだよ」といわれた。私はこの言葉を忘れなかった。フロイトも「デメンチア・プレコックス」の発病は回復の開始でもあると述べているではないか。仮に回復の論理を以って述べられたものをも精神病理学というならば、私は精神療法を含む治療学に貢献する臨床を目指したのである。私のやったことはごくあらがきである。それでも、資料の多くを生かすことができなかった。大部分の領域はなお手付かずであると私は思う。

（二〇一〇年）

V

精神分析と人間と——土居健郎先生に聞く

〈座談会〉
土居 健郎
中井 久夫
神田橋條治

精神分析への道

編集部　土居健郎先生とおっしゃると、「甘え」理論で知られているわけですけれど、日本の精神分析ということで言いますと、二重の意味で、日本を精神分析する、また、「日本の」という形容がふさわしい独自の精神分析の領域を開拓してこられました。そして、精神医学に非常に豊かなものを与えてこられた。そうした先生のお仕事が、いかなるところから生まれてきたか、今日はお伺いしたいと思います。

土居　なんだか買い被られているようだね。

神田橋　ぼくはファンの中の一人で、中井先生は直接のお弟子さんの一人。ファンのほうは思いが大きすぎて、ちょっと歪んでるかもしれません。先生の還暦の論文集を拝見したとき、私がつねづね漠然と土居先生に感じてたことはこれだったのだと、分かったんです。それは、土居先生をイメージするときは一般に、精神分析の人ということになっていますが、お弟子さんが寄せておられる論文には精神分析のものはあまりないんですよね。

中井　ああ、還暦記念の論文集。

神田橋　お弟子さんがずーっと広がってるわけです。そのことは前々から知ってはいたけど、ああいう形で出て、それを見た時に、ああ、これなんだ、これをぼくは土居先生に感じてたんだなって思ったんです。これから先は中井先生訂正して下さい。

中井　うん訂正する。だけど、還暦論文集のなかで精神分析の論文がないのは、恐ろしいからじゃないかね。

神田橋　あ、そう。ぼくは全然違ってね、こんなに思った。土居先生は精神分析を追求してこられたんではないんだと思った。精神分析ではなくて、何か他の、人間に関係した何かを追求してこられた。そして追求する道具として、方法として、精神分析のもつ有用性を高く評価して、それを使って、何か、人間に関した何かを追求してこられた。その姿勢を源にしてお弟子さんがずっと流れ出てきて、一冊の論文集にまとまるような、お弟子さんの広がりになったと思ったわけ。で、先生が追求してこられた何か先生の基盤にある関心、それを、本人から聞きたいというのが今日の一番のぼくの思いなんです。

中井　それで暫くいって下さいよ。

土居　ぼくが、それに対して答えてもいいよ。神田橋さんが言っていることを、ぼくは間違っているとは思わない。たとえば、ぼくは、何か出来上がったものとして精神分析を勉強したいといって、ぼくのところに来る人はあまり好きじゃない。しかし、自分が精神科（医）をやっていて、あるいは心理でもいいし、カウンセリングでもいいけど、どうもよく分からない、そこのところを教えてほしいという人の方は歓迎する。言いかえれば、精神分析というものを勉強して、はじめから精神分析の専門家になりたいというのはあんまり信用しないところがある。それは、あなたが察知したように、ぼく自身、精神分析家になろうと思ってなったんじゃなくて、気がついたらなっていたというか……、気がついたらそっちへ行かざるを得なかったというか……、そういうぼく自身の過去との関係があると思うね。

まあ、前に金子書房で出した『精神療法と精神分析』の中に書きましたけれど、（「学習について」と題した章の中で）精神分析の訓練の意義について論じたくだりで述べたのですが、ぼくが精神分析に深入りしていったのは、虎穴に入らずんば虎児を得ずということで入っていったんですね。どうも、精神分析というものは必要不可欠だと思った。殊に神経症の精神病理を考えるうえで。

ぼくが精神分析に関心をもちだしたのは、一九五〇年代にかかってのことで、アメリカで精神分析が黄金時代を迎えた時です。一方、精神分析に対して、汎性欲主義であるとか、無神論的であるとか、批判があることは知っていましたが、そういうイデオロギー的なものは一応棚上げして、精神現象を理解する一つの方法として、あるいは治療の方法として、使えるところがあるはずだ、そうでなければ、これだけ精神分析が問題になるわけがないと思った。だから、ぼくも精神分析に深入りして自らトレーニングを受けたいと思ったし、もちろん、非常に早い時期から関係のできた古沢平作先生から励まされたり悪くいえば発破をかけられたりしたが、自分の意図は、虎穴に入らずんば虎児を得ずということで、別に自分は虎になるつもりはなかったわけなんだ。（笑い）ところが、なかなかそうは問屋が卸さないんだということは、自分が教育分析を受けている間に分かっていくんだけれどね。虎穴に入って虎児を得て逃げて帰るってわけにはいかないと。そのあたりにいろいろなことがあって、このメタファー以上には短い時間で理解できるように説明するのは難しいんですけどね。私の精神分析に対する態度はこのようなものだったので、その点で初めから精神分析を勉強しようと思う人に対して厳しくなるんではないでしょうか。

神田橋　精神分析を勉強しようという人にとっては、精神分析家としての自己像……何かそういうものが虎児なんですね。先生の場合はそうではない。先生の虎穴と虎児をもう少し……。もう昔になっているでしょうけれど。

土居　虎穴と虎児というものはもちろんメタファーとして言ったんだけれども、もっと簡単なことばで言えば、精神分析の本質というものを自分で摑みたい、そして、自家薬籠中の物にしたいというのがぼくの最初の野心だったでしょうね。しかし、気がついたら虎になっていた。（笑い）

神田橋　中井先生はご存知かも……。一九五〇年頃の状況は、どんなふうだったのでしょうか。

中井　一九五〇年頃というと、ぼくはまだ高校生だから。

神田橋　ああ、体験的には分からないわけね。

中井　それは分からないんだけどね。ぼくが土居先生のセミナーに出だしたのは、たぶん一九六八年ぐらいだったと思います。土居先生のお弟子さんというのは、第一世代、第二世代、第三世代と仮にいうとすれば、「甘え」ということばを口にするのが第一世代。「甘え」ということばで土居先生が要約されてしまうのは、少し違うんじゃないかという気になるんだけれど。でもね、どんな人でも、最初に世に知られた発想の与えるインパクトが非常に大きいから、全く新しい第二、第三の発想によって先のを超えるだけのエネルギーを出すということはたいへんなことなんだよね。神田橋先生でいうと、まず「拒絶能力」となっちゃうわけだ。そうだねえ、一生の間に二つ以上の強烈なインパクトを世に与えた人というと、アインシュタイン級の例外人じゃないかな。「甘え」がでてきた時のインパクトが非常に大きかったんで、最初に土居先生のところに集まった人たちは「甘え」ということばを——皆それぞれの変奏があっても——言ったのは、無理ないと思うね。それは、土居先生も、ご自身ではっきり概念化され、人に語られはじめてから改めていろんなところに「甘え」を発見されただろうし、議論の中でもそういうことばを使われることが多かったんではないか。これは、直接は知らない時期のことですけど、たいへんこわい先生だったという話です。

土居　いやあ……。

中井　それはね、ぼくも先生のお気持ちがちょっと分かる気がするんだけど、いまさっき言った「精神分析を学ぶ」という姿勢に対してものすごく厳しいんだ。だから、精神分析のどこかの論文を引用して患者を切ってたりすると、「くだらんものを読むんじゃない」とか「だいたい読めば読むほどバカになる」とか、そのように言っておられました。

神田橋　そうなんですか？

土居　いやあ、覚えがないです。（笑い）

中井　「そういうものを読むから頭が悪くなるんだ」と。ぼくは、精神分析の論文はあまり読んでいなかったし、それに表に出して使わなかったから、鋭鋒を避けえたんだけれど、真面目に精神分析の本を文献的に読む人ほど、叱られてるわけ。

神田橋　そのことはいろいろと聞いてました……噂に。

中井　それで、第二世代は、これはいかんと思ったのか、なにくそという気がでてきたのか、ひとりひとり小さなキャッチフレーズを用意しだした傾向があるんですね。「甘え」と反抗」とか、「流離」とか、まだまだあるわけですけど。それぞれ小さいながらに自分の旗を立てた城をつくりだしたという世代ですねえ。

神田橋　その頃の状況からぼくの発想がでてるんだなあ。教育における土居先生の厳しさがあった。いまもほんとは厳しいんだけど。その厳しさは、そもそもの土居先生の野心を映しだしている。最初に虎穴に入らずんば虎児を得ずと決心されたその決意が、教育における厳しさにでているとぼくは思うわけね。その決意というか、姿勢を受け継いだお弟子さんたちが、論文集のなかにみられるように自分なりの穴を掘っていく、開拓していく。「甘え」というコトバから発展させていく人は、決意を受け継ぎにくいんじゃないかな。そういうようなことを空想してきたわけです。いまの二人のやりとりに先生コメントして下さい。

内村祐之先生との出会い

土居　起きた現象はお二人がいま言われたとおりなんでしょうけれども、当事者としてのぼくはどういう気持ちでいたかということを振り返ってみると、ちょっと複雑ですね。なぜ「甘え」ということを言い出したかということにまで遡らなくちゃ説明不足ですが、その点について書ける範囲のことは、『「甘え」の構造』の第一章に書いた通りです。ともかくぼくの姿勢のなかに、ただ翻訳だけではだめだという考えが非常に強くあったわけだ。ことばに対する関心が前からあって、ぼくは精神科にかかわる前から、なぜ、日本人の患者を診ていて記録するのにドイツ語や英語を使うのかという疑問がありました。だから、精神科にかかわってからなおさら、患者の状態を記載するのに、なんだかんだとドイツ語を使って、あるいは、精神分析なら精神分析の概念を忠実に――ただ、ほんとうに忠実かどうかは分からないけれども――日本語に術語として訳して足れりとすることに関して、ほとんど本能的に反発があった。そういう姿勢があるから、西洋の先達がやっていることをただ翻訳するんじゃなくて、自分の頭で考えて自分の頭で消化しきっていなけりゃほんものじゃないという風に考えた。

だから、最初にアメリカに留学して日本に帰ってきたときに――一九五二年に帰って来るわけだけれども――幸い内村祐之先生が東大に来いっていうし。まあ、なぜ来いって言ったか、ということも面白い問題なんだけれども。先生は、精神分析に批判的なんだけれど、興味をもっていたんだ。だから、土居が何を学んできたかということに、非常に関心があって、挑発するようにしばしばぼくにけしかけた。そういうことをしているうちに、英語でアメリカ人を診ていたときと、日本人を診ていたときと、違うものがみえてくるということに、かなり早い時期に気づくわけだね。そのことに気づく下地は、アメリカ体験の中ですでにカルチャー・ショックとしてあるわけだが、そういうことで、鍵概念としての「甘え」概念が析出されてくる。

次には、そこででてきた「甘え」概念というものを、既存の精神分析理論の中でどう位置づけるかということを一生懸命自分で考え出すわけだ。だから、今お二人が言われたように、一見ぼくが弟子に厳しく当たったのは、ちょっと申し訳なかった点があるが、ぼくの本心はなんでも鵜呑みにするなという気持ちがものすごく強いわけよ。人から聞いたこと、本で読んだことをただ当てはめるというんじゃものをみたことにはならない、自分の眼でしっかりみろという気持ちが非常に強かったと思う。

神田橋　その精神、その体質、気質みたいなものが、内村先生と相通じるものだったんでしょう？

土居　たしかにそうかもしれないね。

神田橋　自分の眼でみているのか、ほんとにみているのかどうか。だから、内村先生は、土居先生に来てみないかと言われたんだろうと思う。

土居　ぼくの内村先生との出会いは――学恩を受けた人はたくさんいるから、あの先生だけが大きな役割をしたとは言えないんだけど――少なからぬ影響を及ぼしてるね。このことを、いつかどこかで書きたいと思っているが、先生は、ぼくのもっている問題の本質を見抜いたところがあるんだよ。いつだったかはっきり憶えてないが、一回目の米国留学のあとだったと思うが、ある日ぼくに、「教祖になってはいけない」といったことがある。これは意味深長だな。

それから、ぼくが二回目にアメリカに行ったときに――一九五六年だったと思うが、クレペリン百年祭で、内村先生はドイツに行ったんだね。どこかに書いてらしてたけど、クレペリンの生誕百年祭というのは、自分が言い出したという気持ちが、先生にあった。ぼくがちょうど二回目にアメリカに行っていたときで――ニューヨークでもお会いしたし、それから、西海岸ではその頃、ぼくは自動車を乗り回してたから、先生を連れてあちこち案内しましたけれど――そのとき車中で先生が言ったことで忘れられないことばがひとつあるんだ。「土居君、君はたいへんだね」って言うんだよ。「何ですか」って言ったら、「君は、日本文化と精神分析とキリスト教という、この三つの相互に全然なじまぬものを一つにしなくちゃいけないんだね」って言ったんだ。

神田橋　自分でもっておられた問題でもあったわけですね。

土居　たぶんそうでしょう。これは実に名言だね。先生の問題であったとまでは言えないとしても、少なくともその問題が先生にはよく見えていたと言ってよいでしょう。

神田橋　少し羨ましかったり、その問題を解くことに成功してほしいとも思うし、成功したらねたましい し。（笑い）そんなような感じじゃないかなあ。

土居　そこまで言っちゃうと、あまりに、精神分析的な解釈になっちゃう。

神田橋　だけど、同志というか、同じところに居るという感じをお持ちだったでしょうね。

土居　ある意味において内村先生は、あなたが言ったように、わりあいとぼくに心を開いてくれたところがある。内村鑑三の息子だっていうことは、ものすごく大きな問題だったんだが、そのことを先生はぼくに隠そうとしなかった。それについて、ぼくはいくつかエピソードを奥さんから聞いて知ってるし、先生御自身からも聞いて知ってる。ぼくが聞いていることで、いまだにそれを書けないでいることを少し話しますと、先生は弟子が自分の父親のことを訊くとすごく嫌だったんだよね。精神医学の教室で、おれの父親のことはきくなということで、教室の中では絶対に御法度だったようだ。彼は、内村鑑三の弟子からもキリスト教を捨てたということでよく思われていなかったらしい。なにしろ自分の葬式の時には、いっさいキリスト教式にやってはいかんというのが遺言なんだから。それぐらい鑑三の弟子に対して反発していたと見ることができる。

ところがね、ぼくが鑑三についてのパトグラフィを書いたとき、先生はすごく協力してくれた。この論文はまず英語で書いて発表したが、後に、『現代のエスプリ』に日本語訳をだした。これを書いている時、先生が定年で東大を辞めた後で、七十ぐらいになっておられたんじゃないかと思うけど、お宅に訪ねていって、ききたいことをきいたら、とても快く話してくれた。奥さんもそばにおられるんだよ。その時、鑑三との関係を語ったことばで非常に印象に残るものがあるが、ちょっと今すぐ公にするのが憚られるなあ。ともかく相当の conflict をもっていたことは確かだ。話が内村祐之先生のことにとびましたけれど。

ほんものとにせもの

神田橋　人と人とが接して何か重なりあうものをもつときに――抱えている問題で重なり合う場合もあるんでしょうけれど――優れた人たちがジャンルは違ってもパッと合うのは、さっき土居先生が言われた「本能的反発」――何か、「ほんもの」と「うそのもの」の味がパッと分かるので、うその認識、分かったような気になるということに対して、ひどく嫌悪感をもつような体質みたいなもの――が、この人はほんものを追求している人だとわかって、パッと仲良くなる……一緒にいる時間が無駄ではない、充実するというふうな感じになるんだと思うんです。そうした体質みたいなものが引き合うのなら、どうしたらそういう体質みたいなものがもてるのか。土居先生の場合でも、もうずいぶん古くから、おそらく気質みたいにしてもっておられるのでしょうか。それとも、教育でなんとかなるものなのかな。

中井　にせものかほんものかを見分ける勘のこと?

神田橋　見分ける勘というか、うーんあれは技術じゃないような気がするんですね。

中井　こどもの時からあるんじゃない?

神田橋　あるんでしょう。そうすると、教育不可能ですか?

土居　そこが教育できないと精神分析にならん。(笑い)

神田橋　それをききたいんですよ。多少は教育できるのかしら……それとも、そういうほんとうのもの、うそのもの、たとえば、「かのような」了解問題も一時先生が論争されたこともありましたが。「ほんと」と「うそ」とを、直接に、感覚的に、仕分けしておられると。

土居　今あなたが言ったように考えると、それ以上他のことばに言い換えできないけれど。それに似たような概念は、たとえば、最近で言えば、ウィニコットのいうtrue selfとfalse selfが似たようなことなんだね。何がほんものか、うそか、といっても、うそだってことすら自分で自覚していないという場合が、少なからずあるわけですよね。ともかくほんものでないと感じた場合、ぼくはかなり厳しく言うのでしょう。患者を治療する場合は、思いやりがなくてはならないが、トレーニングの場合は、厳しくしてもよいと思う。

神田橋　ぼくはそこのところが先生の「厳しさ」と弟子たちが受けとるものの核だと思います。先生の方からは、うその方にいっている、という感じだけど、うその方にせっせと歩いている当人には厳しさとしか受け取れない……。

土居　自分でやっていることは、ある程度自覚しているわけだけれど、それがどういうふうに受け取られているかというインパクトになると、なかなか難しい。たとえば、「甘え」の問題を取り上げても——ぼくに貧しい思想があるとすれば、「甘え」は貧しいなりにその根本的な概念になるわけだが「甘え」を、簡単に片付けてしまう人に対し、反発を感じるんだろうね。「君は、ほんとうに分かってものを言ってるのか」というふうな、ある意味においては、ぼくの思い上がった姿勢が出ることがあるのかもしれない。

神田橋　だけど、「甘え」概念をめぐってのところだけ先生が厳しいわけではないですよね。

中井　ぼくは、そういうふうに言ったんじゃないんだよね。むしろ、教条的に「甘え」ということを言うと、それは……。

神田橋　すべての教条的な概念の使い方、早分かりに……。

中井　そうそう。フロイトっていうのはね、探究者としてのフロイトという面といくつかの教条をつくった面とがあって、どちらの方につながるかということで、フロイト理解が分かれるし、フロイトはにせものかほんものかという議論にもなるんだろうと思うんですけどね。

土居　人間だれでもそうかもしれないけれど、フロイトもはじめは少しあやしくてだんだんほんものになったんじゃないの？

中井　フロイトが？（笑い）

土居　はじめはどうなんだろうね？

神田橋　じゃあだんだんほんものになられたとしてそこで振り返ってみられると、精神分析という文化の将来果たし得る役割、あるいは限界を語りたい、あるいは語れるというお気持ちでしょうか。そうでしたら、是非おききしたいです。多少みんな動揺してるし、わたしなどうんと動揺してるし。
土居　あなたがどういう意味でおっしゃっているのかは、分かるようで必ずしもあなたのコンテクストが全部は分からないけれども。精神科だけの問題ではないが、精神的に社会が大きく変わって、それにつれて精神病理の世界全体が動いてきているよね。もちろんそれに対しての治療法も動いてきているし、学問的な理論的な枠付けも動いてきてるし。それから、先ほどからの話じゃないけど、フロイトだけに問題をしぼってみても、彼自身、一生の間にいろいろと説を変えていくわけですね。それにつれて、はじめ彼についていた者が脱落していったりするけれど。フロイトは生きている間、（いま、中井さんが言われたように）ドグマっていうか、統一的なひとつの理論をつくりあげたいという気持ちを非常に強くもっていたんだと思うね。

もうひとつフロイトについて考える場合大事なことは、ヨーロッパの思想史的な背景であって、彼は啓蒙思想の子供なんだ。彼が若いときに特に傾倒した思想家はフォイエルバッハだったという。フォイエルバッハの『キリスト教の本質』に相当熱をあげたらしい。このことは、最近出版されたピーター・ゲイというイェール大学の歴史の教授が書いたフロイト伝に詳しくでているが、いままでこの事実を発掘した人は誰ひとりいなかったように思う。ゲイは、フロイトの書いた思弁的な書物、たとえば『幻想の未来』などにフォイエルバッハの影響がはっきりと見てとれることを指摘している。フォイエルバッハからヘーゲル左派もでてくるのでしょうけど、フロイトもフォイエルバッハに強く影響されて、キリスト教と全然無関係に新しい心理学をつくろうとしたといえる。キリスト教と無関係な Seelsorge だ。
中井　ようするに、魂の癒しですね。

土居　そう、魂の癒しの学をつくりたいというのが、フロイトの大きな野心だよ。フロイトはいったんはそういうものを完成したんだけど、彼の死後精神分析もどんどん変わっていくわけ。だいたい彼の生前にすでにクライン学派の反乱が起きるし、クライン学派はイギリスに渡ってアーネスト・ジョーンズのバックアップを得て非常にその影響がひろがる。フェアバンのような、フロイトが前提としたところをもはや前提としない人間もでてくるし、一方では、大陸から行ったバリントも新しい考え方を提示する。こうしていわゆる対象関係論が発展する。それから、アンナ・フロイト的な精神分析は主としてアメリカにおいて自我心理学として体系化する。最近はコーフートの self-psychology というものがでてきている。フロイトが意図したような精神分析の統一的な理論というものはもはや全然みられなくなったんじゃないの。精神分析の専門家になろうと思ったら、一通りいろんな学説を身につけて、どの学説についてきかれても、ちゃんと上手く答えられないと……。（笑い）

神田橋　それはたいへんだ。

土居　ところで、あなたが前におっしゃった動揺というのと、いまぼくが言ったこととはちょっとずれているかもしれない。しかしあなたが言いたいのは、精神分析の中身がいろいろ変わって来たことと呼応して、精神分析家のアイデンティティが揺れていることとたぶん関係があるでしょう。実際、精神分析家のアイデンティティの問題は七〇年代から欧米ではかなり議論されてきている。これは精神分析の理論がいろいろに変わって来ていることの他に、精神分析家の社会におけるあり方の問題が関係している。ところで日本では不思議に、いや不思議でないのかもしれないが、精神分析家のアイデンティティがほとんど問題になっていないね。

中井　将棋とか碁の棋譜というのは、数学にならないんだそうですね。数学とは別のものなのね。精神分析にせよ、何にせよ、治療というものを定式化しようとするのは、碁から数学をつくろうとするような無理をやってるんじゃないかな。その数学さえものにすれば、実際に碁が打てるような、碁を勉強しなくてもその数学をものにすれば解けるような。この違いっていうのは、非常に本質的なものだと思う。

神田橋　ぼくは、十年間ぐらいはそんなつもりで精神分析を勉強してきましたよ。

土居　手品の種を一生懸命探していた。（笑い）

神田橋　ある程度これだけ知っていれば、もうどんな時でも治療が自由自在にできるような。で、いきづまって、何かわけ分かんなくなってねえ。

土居　手品師を脱皮してから、ほんものになったんだね。

神田橋　虎の巻を捜すような気持ちだったんですよ。

中井　ある将棋の名人に、ある出版社の社長が言ったんだそうですよ。「あなたの頭のなかには、ひとつの石を打ったら次にこういう石を打てばどうなるかというふうに全ての可能性を書き連ねることができますか」と。そしたら、「できる」って言うんです。「それじゃ、あなたの頭に入っているものを全部書き、自分はそれを出版する」と。「そうすると、どんな下手な人が名人と打っても、名人が一手打ったら、たあーっと走っていってその本を読んで、次にまた一手を打てば、名人とタイで戦えますね」って言ったの。

そしたら、「うん、できる」って名人は言ったんだそうですよ。「ひとつ、そういう本を出したい」と。名人はじっと考えて「そうですね、だいたい（昔のたとえですが）丸ビルいっぱいにはなるでしょうね」って言ったんだそうですよ。それで、面白いと思うのは、将棋の名人っていうのはね、丸ビルいっぱいになるような wisdom を若い時にある比較的短い年数で身につけることができるってことなんだねえ。それを一概に教育可能かどうかっていわれると、ちょっと困るんだけれども。どうなんでしょうね、教育っていうのはいろんなアプローチがあって、それこそ丸ビルいっぱいの本のどこを見てこいっていう教育もあれば、お釈迦様じゃないけれど花を捻ってにっこり笑ったら伝わったというのもあるわけだから……。

神田橋　ちょうどよかった。土居先生がお考えになっている教育に関することを、少しお伺いしたいというのを後半のプランにしてたんだ。

土居　これはあまりに難しいなあ。

神田橋　うんと狭くすると、精神療法家のトレーニングの問題に焦点をあてたいんです。精神療法って言わなくてていいんです。心理的な caretaker のトレーニングといってもいい。

土居　神田橋さん御自身が数年以上にわたって、かなり教育に力を入れてきてるわけなんだから、あなたの経験なり、あなたのぶつかっている問題を、さきに披露してもらうわけにはいかないかな。

神田橋　そうですね、いちばん困っているのは、ちょっとこの人はもう無理だなあと思う時に、「あなたは、もう諦めなさい」っていうのは、なかなかよう言わないのです。「他の方が向いてるんですよ」となかなか言えないんですね。それは、どうしてかっていうと、無理な人っていうのは、精神療法の技術や知識を求めて来ていること自体が症状であるようにしかぼくにはみえないんですね。その病気を治療してやりたくなったりすると……。

土居　治療して治りますか？

神田橋　それをききたかったんです。治らないですよねえ。いまのところ、工夫してやっているけど治らないですねえ。

土居　これから言うことを実際に自分が実行しているかどうか、ぼくだってやはり人情があるから（笑い）、そう簡単に「君はむかない」って言えないんだけれども、しかし、比較的言う方だろうねえ、「君、精神療法やめたほうがいい」と。ただし、「これはぼくがそう考えるんで、あなたのようなやり方でもいいと言う人がいるかもしれないから、先生をかえてみろ」って言うの。なぜなら、ぼくにも限界があるから。それで相手をうまく指導できないのかもしれない。だから、「よそに行け」って言うわけだ。

神田橋　なるほど、ぼくもそう思うことあるんですけど。言ってあげるほうが慈悲ではないかとか思ったりはするんですけど……。

土居　「どこへ行ったらいいですか」ときかれたら困るんだが、「そんなこと自分で考えろ」と言うしかないなあ。

中井　いちばん能率がいいのは、徒弟制度だね。

土居　それはそうだね。

中井　そして、おのずとね、自分が合うかどうかを悟ってね、退く人が退くのが徒弟制度ですよね。

神田橋　徒弟制度というのは退きやすいような構造ですか。

中井　そうですねえ。カリキュラムとかがないわけですから。だと思いますよ。

神田橋　内弟子のような感じでしょうか。

土居　相撲の部屋みたいなものじゃないか。

中井　実際、教育的なものは滲み出るもんでしょう？　だから先生の片言隻句なんかが非常に強烈なインパクトを与えたらしいのはね。あれはね、与えてやろうと思って与えたって駄目なんだな。みんなそれぞれ拾うところが違うわけ。そういう場を用意するのは、徒弟制度しかないんだ。今はマン・ツー・マンって言って徒弟制度って言わないだけであってね。逆に言うと、徒弟制度ほど先生が手抜きできないものはないんだよね。

土居　いま話がでていることと、間接につながることだが、日本では、専門教育がなかなかうまい具合にシステム化しませんね。これは、ふつうマイナス面としてとられていることだが、日本人の感覚に、カリキュラム組んだところでしょうがないという気持ちがあるからじゃないのかなあ。要するに、専門教育には徒弟制度でいくより他はないという暗黙の了解がある。いや、これは無意識だと言ってもよい。なぜなら日本のインテリは自分たちの教育が徒弟制度を必要とするということを認めたがらない。だから無意識にしておくのだ。たしかに一方では、もう少しカリキュラムをきちっとして、どこに行ってもある程度標準化された教育ができた方が、専門家養成のためにはいいような気はするし、その方が恰好がいい。しかし、それがなかなかできない。未だに精神医学そのものの専門教育が定着しないし、精神分析そのものについても恰好だけは少し作ったけれども、とてもカリキュラムを作るところまでいかない。トレーニングのシステム化がうまく始動しない。せいぜい、皆で年に一、二回集まるのが関の山だ。これは、日本人のものの考え方のなかに、さっきのほんもの・うそものの考えというのにつながるわけだが、そう簡単にほんものはつくれないという思いがあるからじゃないのかしら。まあ、見込みのない人は自分から悟ってやめるのがいちばんいいねえ。

「わかる」と「わからない」

中井　分裂《以下ママ》病の治療なんかの場合ね、土居先生がよく言われる「なじみ」っていうことは、非常に重要だろうと思いますね。

神田橋　そうだ、分裂病の治療のことを少し。

中井　土居先生は「甘え」からどうして主体的なはたらきへ、たとえば、「なじむ」もそうですし、あるいは、「わかる」と「わかられる」について向かっていったのか。そういうことで、分裂病をあぶり出されたときの特徴は、非常に（これは土居先生の思考が一般にそうだと思うんだけど）、簡潔で馬力の強いキャッチフレーズというかな、非常に短いコンセプトで切るということ。もうひとつは、対思考というか、分裂病と神経症とか、相互対位的な、いわば対《つい》思考というのがひとつの特徴じゃないかな。分裂病の精神病理のシリーズができだしてからですかね、ああいうのは……。

土居　少し手前味噌的な言い方をすれば、それこそコロンブスの卵で、言ってることは簡単なんだけどね。別に高尚なことを言ってるわけじゃないんだ。

中井　スコラスティックではないね。

土居　アカデミックではないといってもいい。

中井　分裂病のセオリーっていうのはね、分裂病が難しいからね、セオリーのほうも世界的に難解親和性とでもいうものがあってね。

神田橋　あれは、「甘え」を概念化する流れからでてきたとはぼくには感じられなくて、何となくふっとでてきたような感じがしてるんですけど。

土居　いやあ、全部つながっていますよ。最初に言ったように、ぼくは外国の本をわりあいによく読む方だと思いますけど、考えるときはいつでも必ず日本語が先にくるわけ。翻訳語で考えない。だから、それでつながっていくんじゃないのかね。それから、「甘え」から主体に移ったようにいわれたが、「甘え」の中に主体は入っていますよ、ポテンシャルに。

中井　ぴりっとした話しことばを使うというのが土居先生の文章の一つの特徴なんだね。「そうは問屋が卸さない」とか、このところ「とんと」とかね、結局、東京のことばですね。

土居　たぶん、そうだろうね。

中井　それと、松山の御出身だからという関係はあるかどうか知らないけど、俳句的簡潔さっていうのはある。俳句的ひねりとか……。

土居　それは、ちょっと誉めすぎだ。

中井　とにかく、クリスプというのか、何と表現したらいいのか。短くても、のんべんだらりとしてなくてね、ちゃんとキレがある。それから――何というか、論理の細かい網を織り上げてゆくのとは違って、たとえて言えば、猛禽類みたいに高いところから眺めてさっと舞い降りて一挙に獲物をつかむというか……。

土居　「〝わかる〟と〝わからない〟」という題で、ぼくは退官記念の講義をしたけれども、ぼくの思考のなかでは、いつでも、何がわからないかということがかなり自覚されて思考しているわけですね。多くの思想家は、たいていシステムのなかで全てがわかるわけでしょう？　そこは彼らとぼくはちがうね。

神田橋　これは、いい話ですね。今日の予定外の拾いもんだ。先生にとっちゃ何ということはない当たり前のことかもしれないけど。ああ、びっくりした。

中井　ほんものか、にせものかという、その判別の感覚っていうのは、かなり肉体に近いような――、腑に落ちるとか、落ちないとかね、ほとんど生理的に、これは腑に落ちないとか、納得できないとか、感覚がおありなんじゃないですかね。それは、誰でも多少ありますけどね。

神田橋　それが、育ってきた歴史の過程で、殺されてんじゃないかな。あると楽じゃないから。

中井　また、丸ビルの中の本を見に行くみたいにして分かるわけじゃないんでね、楽じゃないと思うよ。そうやって生きていくっていうのはね、ある意味じゃ、公式のなかで生きていくよりたいへんですよ。その場、その場が勝負だから。

神田橋　そうなると、false self（ニセ自己）の話に結びついてくるわけね。

中井　そうかもしれない。

神田橋　だから、みんなそういう能力があるのに、かわいそうに、能力が消えるようなトレーニングをしてきた、と。

中井　いや、あの能力を維持するには、かなり気力と、ある種のことをきっぱりと諦めなきゃならないんだろうね。そこのところに、決意、意志、――いま意志というものはあまり言わないけどね。

神田橋　少し、意志、決意、will、free will の問題のようなことを、もう少し精神療法も大事に取り扱えるといいんじゃないかな。behaviorism が入ってきて、ますます free will が取り扱ってもらえない。

土居　精神分析の系譜のなかで、意志のことを問題にした最初の人は、オットー・ランクでしょう。オットー・ランクは、birth-trauma（出産外傷）のことを言い出して、そして、フロイトのグループから離れるわけですね。そして、アメリカに行くんですが、その頃から、彼の理論が少しずつ変わっていって、意志的なものに非常に興味をもつようになったようです。

神田橋　そしていま、その系譜はどのようになっているんでしょうか。

土居　いまは、全部が一緒くたになって、グループ分けがはっきりしなくなっているんじゃないですか。ユング派までこの頃は精神分析と交流するようになっているでしょう。精神分析の話のついでにちょっと手前味噌をやると、金剛出版から、大平健といっしょに組んで、『精神病理学の新次元』がでたでしょう？　そのなかに「精神分析の方法論」っていうのを書きました。精神分析の専門家はあんまり読まなかったと思うけど、ぼくとしては昔から暖めてきた問題を論じたものです。それを、今度の弘文堂の本『甘えさまざま』にいれましたが、それともうひとつそこにいれたもので、もともと人文書院のフロイト著作集の月報のために書いた「精神分析と曖昧さ」という論文（エッセーだけど）がある。この二つは関係があるんです。フロイトの有名な論文で “negation” というのがあるでしょう。あれを取り上げて論じたんです。

神田橋　あれは、治療の現場では重大な問題でしょう。

土居　そう。しかし単に治療だけではなく、近ごろ英語でファジーロジックって言うのがあるけど、それとも関係があるんではないか。日本語でしょっちゅう “negation” を使うわけでしょう？「自慢じゃないけど、うちの息子東大に入った」って言ったら、自慢してるに決まってるんだ。そのように、否定することによって肯定すること、あるでしょう?　フロイトの精神分析の解釈の基本になっている論理の一つは、それと同じで患者が否定することは肯定だというものだよね。しかし、いつもそうだとなると非常に難しい問題をひきおこす。というのは、全ての"negation"が"negation"されることになると、論理的には破綻するんですよ。

追求心の源泉

神田橋　最初のわたしの頭のなかの構想では、土居先生のせまっていく迫力っていうかな、何だこれは、とかいってせまっていかれる迫力を、先生の幼い日の思い出ぐらいのところに結びつける話をききたいと思って来たのです。好奇心……好奇心じゃないな、追究……追究でもないかな。
中井　雷がなっても離れないような感じっていうんですか?　何かそんなような印象をもたれたらしいんですけど、幼い時に。
土居　それは、知らないよ。(笑い)
中井　雷じゃなかったか……食いつきそうな?　土佐犬?
土居　ああ、そうか。
神田橋　ぼくは松山の御出身ということも初めてきいた。
土居　ぼくの両親がむこうで、ぼくは、東京生まれですけど。家のなかの文化は四国の伊予だったわけだね。

神田橋　自分のなかの疑問に対して、諦めずにずーっと追究しつづける……あれは、根気みたいなものじゃないの？

中井　根気じゃないね。

神田橋　情熱が冷めないというかな。

中井　好奇心というとちょっと違うんだけど。

神田橋　好奇心は、ぼくがもっているようなもの。すぐ冷めるやつ……。

中井　土居先生は、今はいろんな官職を皆お辞めになって患者を診ている、と。「いつまでご覧になりますか？」「ぼくは、患者を診るのは毎日発見があるから楽しいんだ」とおっしゃったんですけど、毎日、発見があるということですね。

土居　確かに発見好きだ。heuristisch だ。

中井　それとね、人間がお好きなんですね。

土居　そうだろうね。ぼくの家内もそう言うよ。

中井　「食いつきそうな」っていうのもほんとうだけどね、人懐っこいっていうのもほんとうだよ。非常に厳しくされた後ね、何か莞爾と笑われるところがあるでしょ、少年のごとくね、両面なんだな。

神田橋　ぼくは、遠くにずっといたわけだから、ぼくのなかでは、土居先生は優しいんですよね。ぼくとの関係では、ぼくは優しいとばかり思ってるんで……。

中井　ぼくも、土居先生からはね、あまり叱られたことがないんで……。

神田橋　そばにいないから、優しいんだなあと思って運命に感謝してた。

土居　ぼくが厳しいとか、追求心があるとかいわれているが、これにはひとつ歴史があるわけよ。ぼくの精神史のね。それは、キリスト教に関係があることで、その話をすると、非常に長くなるよね。ぼくは、いわゆるクリスチャンホームに生まれたわけだ。そうしてぼくの青春時代が戦前の、「非常時」と重なりますね。二・二六事件はぼくの十代に起きていて、その後ずっと「非常時」が続いて戦争に突入する。そのとき自分の周囲でいろんな紆余曲折が起きる。キリスト教会の指導者たちが時代にいろいろに反応する。そのどれがほんものか、また何がほんとうのキリスト教か、ぼくは一生懸命見きわめようとした。その際の自分の動機っていうのが、その後の自分の精神生活のひとつの原型になっているね。

神田橋　これはすばらしいこと聞いた。

土居　これは、いまちょっと文章に書きたいと思っているんですけどね。ある小さなグループで話したことがあるんですよ。「キリスト教とわたし」っていう題でね。このプロセスは、東大入学以前に始まって、医学部の学生のときに、自分なりに解決するんだけれども。

中井　旧制都立高校の門の前で、土居先生がひとりでキリスト教のチラシを配っていらしたということをきいたことがありますけど。

土居　ぼくは、憶えていないよ。（笑い）

中井　荒野に叫ぶ声っていう感じだった、と。

土居　まあ、ぼくは、矢内原門下の落第生だからね。矢内原忠雄さんの土曜学校にはじめ行って、後には日曜日の集会にも加わったし。しかし、簡単な言い方しちゃえば、造反して飛び出るんだけれど。そういうことは、前にも何回かやっている。

中井　ぼくが東大のほうに来て感じたのは、無教会っていうのは、まるで「東大の宗教だ」と。無教会の結婚式なんかに出ると、まさにそういう感じですね。これに対して京大の宗教は、たぶん西田幾多郎さんのお弟子さんたちが作った「禅」でしょうか……。

土居　話が飛ぶが、井村恒郎さんは、京都に行ってどの程度西田さんに影響を受けてんだろう?

中井　わたしは書いたものからしか存じませんけど……。井村さんは、京都学派とは異質な人だと思いますけどね。

土居　そうだねえ。

中井　わたしがおつき合いした晩年では、むしろ、論理実証学派だとか、ポーランド分析哲学に非常に興味をもっておられた。そのことが非常に話題になった記憶がありますけれども。井村先生が日大に赴任されたときは、サリヴァンが言っていることを、検証可能な方法で立証しようということで、ずいぶん実験装置を作られたりしたわけね。退職記念講演のときは、全くそれと別で、なまのままの、生きたままの姿を見るということが、関与的観察の極致だと。

土居　ああ、サルの。

中井　だから、退職後すぐに京都の間《はざま》さんに会いに行かれるんだよね。間さんっていうのは、間組の社長さんになるはずだった人ですね。あの人は、サルとしゃべれるんです。サルの副ボスが勤まるといわれるぐらい、サルとの話ができる。井村先生が若い頃、「わたしはことばがでてこなかった。どうしようかと思った」ということを言っておられる。二十代の頃。「非常に厳密を追求してことばが全然でてこなくなった」と。「自分は失語症になったのかと思った」と、直接わたしに言っておられた。

土居　それはこどものときではなくて？

中井　いや、大学時代。

神田橋　ことばが見つからないんでしょうね。いいことば、スパッとしたことばが。

土居　井村先生という方は知的に非常に潔癖な人だったんじゃないの？　そのためではないの？

中井　そうですね。井村先生は晩年に、サリヴァンっていうこと非常に言っておられたけど。サリヴァンも、人前でしゃべるのがたいへんだったそうです。間さんがそうでしょう？　サルとしゃべれるんだけど。みんなコミュニケーションにたいへんな体験をして、ふつうの人ができないものと、コミュニケーションするようになった。

土居　ぼくはね、井村先生の近くに一度もいたことがないので、君ほどに先生のことが分からなかった。しかしぼく自身はいつも先生をなつかしく感じていた。それは先生がぼくに目をかけてくれていたからだと思う。間氏の場合とは違うだろうが、先生はぼくの仕事にも関心をもち、しかもそれをぼく以上にわかっていたような気がする。実際、先生がぼくの二冊の本について書いてくれた書評を読んだ時、その洞察の深さに驚いてしまった。さっき内村先生の話をしたが内村先生といい、井村先生といい、ぼくのことを分かってくれる先生にめぐり会えたということは、人生最大の幸福だね。

（一九九〇年）

あとがき

この本をまとめるにあたっては、日本の医療人類学においてもっとも活躍しておられる東京武蔵野病院の江口重幸先生と長年にわたって私の著訳書を編集してこられたみすず書房の守田省吾さんに、まず御礼申し上げます。お二人は長く知己の間柄で、共同でこの本の編集にあたって下さいました。

私は精神医学と医療において何をしたでしょうか。

私は「趣味雑学」と称していますが、その始まりは祖父がくれた丘浅次郎の進化論の本でした。漠然と生物学をやりたいなぁと思いはじめたのはそのころからです。

敗戦一年前に父が最前線から病院船で別府に着いたのは全くの幸運でした。父は前線の実状を私に語りました。ドイツが降伏し、南米の国々が次々に対日宣戦を行うのをみて、「とうとう世界を敵にしてしまったな」と思いました。

私が大阪大学付属病院のインターンから、設立して間もない京都大学ウイルス研究所に移ったのは、助手の席が空いていると勧められたからです。ウイルス学の伝統が全くない京大が新人を集めて分子生物学的な研究所を作ろうとしたのでしょう。

私の主な仕事は細胞が持つウイルスを受け入れるレセプターのはたらきを時間を追って調べるものですが、大きいのは、富山大学から京大農学部大学院にやってきた姫野道夫さんのウイルス研側のパートナーとして、カイコ核多角体ウイルスＤＮＡをヒト組織培養細胞に与えるとこのカイコ・ウイルスをヒト細胞がつくり、カイコをその病い（多角体病）にするというもので、今からみれば実はすべての遺伝暗号が全生物共通であることが私たちにピンと来ていなかったのが残念でした。科学はノーベル賞のためにするものではありませんが、遺伝暗号に注目が集まり、ようやく三つ解かれている時でした。

私は他に「ウイルス学実験手技絵入りマニュアル」をつくり、これはコピーにコピーを重ねて四〇年ぐらい使われていました。

最後に、この時期に出版社にいる友人のために、日本医学中心の医学史と日本の当時の医学界の構造を記述した『日本の医者』とその続篇という二冊の新書版を出しました。

これが触れられたくないところに触れたのか、私は精神科医として東大分院で初めからやり直すことになりました。『日本の医者』の一読者の紹介によってです。その方は近藤廉治氏で、この方の精神医療思想を具現した「南信病院」は私ももちろん、多くの方々に讃えられています。

＊

当時始まりつつあった分子生物学によって科学に触れたのは貴重な体験でした。何よりもまず、あることを証明するのにどのような実験を組まなければならないかをすぐ考える習性が身についたからです。とりわけ、患者からの提案を二人で行う「実験」として組み立て直す心の習慣が生まれました。私は患者によく「実験精神」について語りました。たとえば「三日間家に戻ってみよう。三日間ならとり返しがつかないことにはならないだろう?」と提案します。そして「途中でこれはいかんと思ったらさっさと帰っておいでなさい。まだ少し早いということがわかったから実験は成功さ」。私は次第に「実験精神」を口にするようになり、「実験に失敗なし」などと患者に告げるようになりました。私のやり方は患者と話し合いながら共同の実験を積み重ねてゆくやり方です。

話の内容を豊かにするのがアート・セラピーです。いろいろな方法を思いついては臨床心理の実習生と共にやってみました。アート・セラピーは実際は大実験なのかもしれません。しばしば双方とも十数年前に風景のどこをどう描いたかを覚えているのですから。アート・セラピーは、ことばと絵との「風通し」をよくします。ことわざのようなものも生まれます。

実験の組み立て方をこのような形で精神医学へ持ち込んだというのは、もちろん、ふりかえってのことです。しかし、たぶん、そうだろうと思います。薬の処方の決め方、改め方もそうです。私は初期診察間隔をうんと短かくとります。そうして治療コースの見通しを早期に作ります。

「今晩眠れなかったら明日おいで、眠れたらせっかくの眠りがもったいないから明後日でもよいけれど」

「これは少量だから、効いたら君の病気は軽いんだ。効き足りなければ少量だからまだまだ増やせる。他に似た働きの薬もたくさんある」

「病気ですから治療します。統合失調症の可能性ですか？　そうならないように努力します」

「治療して何か残るか、みます」。これは告知問題へのいとぐちです。初診で確診ということはほとんどありえませんから、この表現のほうが正しいのです。

私は、現在の外来は初回と第二回、そしてそれ以後、週何回診るかという診療間隔の置き方（スペーシング）が重要な問題だと思います。

その辺も、治療者と患者の実験精神にもとづく共同作業であろうかと思います。

私の書いてきたことは精神科医にとってマニュアルとして働く時もあったようです。「精神科医になって最初に読んだ本です」とあいさつされるのは面映ゆいことです。患者に接する「作法」を書いていると評されたこともありました。

二〇一三年六月二十五日

中井　久夫

Ⅳ

私が面接で心がけてきたこと——精神科臨床と臨床心理学をめぐる考察（座談　村瀬嘉代子・中井久夫・滝川一廣より，前半部分の中井の発言部分のみを掲載，『臨床心理学』第９巻２号，金剛出版　2009年３月）

私の外来治療（『精神科治療学』第８巻６号，星和書店　1993年６月）

精神科医の精神健康の治療的意義（『精神科治療学』第16巻６号，星和書店　2001年６月）

永田俊彦の統合失調症経過研究をめぐって（『精神科治療学』第26巻４号，星和書店　2011年４月）

病跡学の今後と私（『日本病跡学雑誌』第78号，日本病跡学会　2009年）

ウイルス持続感染が起こすいたずら（『治療の聲』第７巻１号，星和書店　2006年６月）

回復の論理の精神病理学がありうるならば（『精神療法』第36巻６号，金剛出版　2010年12月）

Ⅴ

精神分析と人間と——土居健郎先生に聞く（座談会　土居健郎・中井久夫・神田橋條治）（『みすず』第348号，みすず書房　1990年３月）

初出一覧

（本書収録にあたって加筆・訂正されたものもあります．初出の出版社・団体・学会に感謝します）

Ⅰ

統合失調症の有為転変（『治療の聲』第12巻１号，星和書店　2011年11月）

統合失調症の経過における治療者・患者間の最小限の情報交換（第102回日本精神神経学会総会ランチタイム・プレナリーセッション，『精神神経学雑誌』第109巻２号，日本精神神経学会　2007年２月）

統合失調症の経過研究の間に考えたこと（第105回日本精神神経学会総会特別講演，『精神神経学雑誌』第111巻９号，日本精神神経学会　2009年９月）

回復過程論から，いわゆる精神的病理症状をみ直す（『臨床精神病理』第29巻１号，星和書店　2008年）

Ⅱ

国内外の精神医学の動向一端（JAPC（日本精神神経科診療所協会）第14回大会講演記録　2008年６月）

戦後日本精神医学史（1960–2010）粗稿（『精神科治療学』第25巻１号，星和書店　2010年１月）

私の世代以後の精神医学の課題（神戸大学医学部精神神経科『同門会』誌第６号　2011年２月）

Ⅲ

絵画療法と私の今（『西日本芸術療法学会誌』特別号，西日本芸術療法学会　2006年）

遅発性心的外傷患者への絵画療法の試み（『精神療法』第35巻２号，金剛出版　2009年４月）

芸術療法事始めのころ（『日本芸術療法学会誌』第38巻１号，日本芸術療法学会　2007年）

非言語的アプローチの活かし方（『対人援助の技とこころ――心理療法再入門』『臨床心理学』増刊第１号，金剛出版　2009年10月）

著者略歴

(なかい・ひさお)

1934年奈良県生まれ．京都大学医学部卒業．神戸大学名誉教授．精神科医．著書『中井久夫著作集——精神医学の経験』全6巻別巻2（岩崎学術出版社，1984-91）『分裂病と人類』（東京大学出版会，1982）『精神科治療の覚書』（日本評論社，1982）『治療文化論』（岩波書店，1990）『記憶の肖像』（1992）『家族の深淵』（1995）『アリアドネからの糸』（1997）『最終講義——分裂病私見』（1998）『西欧精神医学背景史』（1999）『清陰星雨』（2002）『徴候・記憶・外傷』（2004）『時のしずく』（2005）『関与と観察』（2005）『樹をみつめて』（2006）『日時計の影』（2008）『臨床瑣談』（2008）『臨床瑣談・続』（2009）『災害がほんとうに襲った時』（2011）『復興の道なかばで』（2011）『サリヴァン，アメリカの精神科医』（2012）『「昭和」を送る』（2013，以上みすず書房）『私の日本語雑記』（岩波書店，2010）『日本の医者』（日本評論社，2010）ほか．共編著『1995年1月・神戸』（1995）『昨日のごとく』（1996，共にみすず書房）．訳書としてみすず書房からは，サリヴァン『現代精神医学の概念』『精神医学の臨床研究』『精神医学的面接』『精神医学は対人関係論である』『分裂病は人間的過程である』『サリヴァンの精神科セミナー』，ハーマン『心的外傷と回復』，バリント『一次愛と精神分析技法』（共訳），ヤング『PTSDの医療人類学』（共訳），『エランベルジェ著作集』（全3巻），パトナム『解離』，カーディナー『戦争ストレスと神経症』（共訳），クッファー他編『DSM-V研究行動計画』（共訳），さらに『現代ギリシャ詩選』『カヴァフィス全詩集』『リッツォス詩集　括弧』，リデル『カヴァフィス　詩と生涯』（共訳），ヴァレリー『若きパルク／魅惑』『コロナ／コロニラ』などが刊行されている．

中井久夫
統合失調症の有為転変

2013年 7月22日　印刷
2013年 8月 1日　発行

発行所　株式会社 みすず書房
〒113-0033 東京都文京区本郷5丁目 32-21
電話 03-3814-0131(営業) 03-3815-9181(編集)
http://www.msz.co.jp

本文組版　キャップス
本文印刷所　精興社
扉・表紙・カバー印刷所　リヒトプランニング
製本所　誠製本

Printed in Japan
ISBN 978-4-622-07777-0
[とうごうしっちょうしょうのういてんぺん]